サルコペニア
診療実践ガイド

編集 サルコペニア診療実践ガイド作成委員会

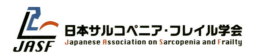

ライフサイエンス出版

序 文
本ガイドの見方, 使い方

　2017年12月, 日本サルコペニア・フレイル学会が中心となり国立長寿医療研究センターとともに「サルコペニア診療ガイドライン」を発表しました。サルコペニアの概念がRosenbergにより提唱されてから約30年を経て, 世界で初めてのガイドラインが出されたことになります。その間, 2010年にはEuropean Working Group on Sarcopenia in Older People（EWGSOP）より最初の診断基準が提唱され, 2014年にはAsian Working Group for Sarcopenia（AWGS）によりアジア人のための診断基準が提唱され, サルコペニアに関する研究は飛躍的な進歩を遂げました。

　「サルコペアニア診療ガイドライン」ではこれまでのエビデンスを整理し, サルコペニアの概念, 定義, 診断, 疫学, 予防, 治療に関する論文をレビューするとともに, 予防法, 治療法については推奨レベルを設定しました。このガイドラインは地域や医療施設・介護施設などさまざまな現場において活用していただけるものになったと自負しています。一方でガイドラインという性格上, やや形式張った体裁となっており, 論文として発表されていることを中心に記載されています。そのため, 病態についての解説がなく, 食事, 運動などに関しては具体的なアプローチが記載されていないという欠点があります。したがって, 会員の方々からは病態も含めてよりわかりやすく解説したガイドの要望がありました。多くの学会ではガイドラインとともにより実践的なガイドが発表されています。そこで, 日本サルコペニア・フレイル学会でも「サルコペニア診療実践ガイド」を発行することとしました。

　本ガイドにおいては, サルコペニアの病態を含めて, 概念, 診断, 疫学, 予防, 治療法について本学会のエキスパートにより, 具体的にわかりやすく解説しています。また, キーワードの解説やQ&Aにおいて, 実際によく質問される内容についても記載しました。2018年10月にはEWGSOPがサルコペニアの診断基準を改訂し, AWGSも2019年10月に改訂を予定しています。ガイドラインは頻繁にupdateすることが難しいですが, ガイドについては新しいエビデンスや学会の動きを取り入れて, 柔軟に改訂を行っていく予定です。本ガイドを是非ともお役立ていただければ幸いです。

　サルコペニアは2016年10月にICD-10のコードM62.84を取得し, わが国でも傷病名として登録され（M6259）, 実地臨床において診断が可能となっています。しかしながら, 現時点ではサルコペニアの診断のための検査や治療（栄養・運動）に診療報酬を適用できない状況となっています。将来的にはサルコペニアに対する治療薬剤を含め, 診断, 治療にインセンティブがつくよう, 日本サルコペニア・フレイル学会としても尽力したいと考えていますので, よろしくお願いいたします。

2019年3月
日本サルコペニア・フレイル学会代表理事
国立研究開発法人国立長寿医療研究センター病院長

荒 井 秀 典

執筆者一覧

荒井秀典	国立長寿医療研究センター（作成委員長）

秋下雅弘	東京大学大学院医学系研究科加齢医学
飯島勝矢	東京大学高齢社会総合研究機構
小川純人	東京大学大学院医学系研究科加齢医学
木下かほり	国立長寿医療研究センターフレイル研究部 /NILS-LSA活用研究室
葛谷雅文	名古屋大学大学院医学系研究科地域在宅医療学・老年科学
神﨑恒一	杏林大学医学部高齢医学
佐竹昭介	国立長寿医療研究センターフレイル研究部 /老年内科
柴崎孝二	旭神経内科リハビリテーション病院
杉本　研	大阪大学大学院医学系研究科内科学講座老年・総合内科学
田中友規	東京大学大学院医学系研究科加齢医学 /東京大学高齢社会総合研究機構
山田　実	筑波大学大学院人間総合科学研究科
吉村芳弘	熊本リハビリテーション病院リハビリテーション科
楽木宏実	大阪大学大学院医学系研究科内科学講座老年・総合内科学
若林秀隆	横浜市立大学附属市民総合医療センターリハビリテーション科

（五十音順，委員の所属は2019年1月1日現在）

サルコペニア診療実践ガイド　作成委員の利益相反（COI）

　サルコペニア診療実践ガイド 作成委員会では，作成委員とサルコペニア疾患および関連疾患に関与する企業との間の経済的関係につき，以下の基準で各委員より過去3年間の利益相反状況の申告を得た（対象期間は2015年1月1日〜2017年12月31日まで）。役員，顧問職の報酬など（一つの企業・団体から支払われた総額が年間100万円以上），株の保有とその株式から得られる利益（一つの企業の1年間の利益が100万円以上または当該全株式の5％以上の保有），特許権使用料として支払われた報酬（一つの特許使用料が年間100万円以上），講演料（一つの企業・団体から支払われた講演料・日当が年間合計50万円以上），原稿料（一つの企業・団体から支払われた原稿料が年間合計50万円以上），研究費（一つの臨床研究に対して支払われた総額が年間100万円以上），奨学（奨励）寄付金（一つの企業・団体から支払われた申告者個人または申告者が所属する講座・分野あるいは研究室に支払われた総額が年間100万円以上），企業などが提供する寄付講座（金額を問わず寄付講座に所属している場合），その他報酬（一つの企業・団体から受けた研究とは直接無関係な旅行，贈答品などの報酬が年間計5万円以上）。委員はすべて，「サルコペニア診療実践ガイド」の内容に関して，サルコペニア疾患および関連疾患の医療・医学の専門家あるいは専門医として，科学的および医学的公正さと妥当性を担保し，対象となる疾患の診療レベルの向上，対象患者の健康寿命の延伸・QOLの向上を旨として作成を行った。利益相反の扱いに関しては，日本医学会利益相反委員会「臨床研究のCOIマネージメントに関するガイドライン」に従った。申告された企業名は下記のとおりである。なお，中立の立場にある出版社や団体は含まない。

記

　旭化成ファーマ株式会社，アステラス製薬株式会社，アストラゼネカ株式会社，アルケア株式会社，インターリハ株式会社，エーザイ株式会社，MSD株式会社，大塚製薬株式会社，小野薬品工業株式会社，花王株式会社，キッセイ薬品工業株式会社，協和発酵キリン株式会社，株式会社グッドライフケアホールディングス，株式会社クリニコ，株式会社クレドール，興和創薬株式会社，寿製薬株式会社，サンスター株式会社，塩野義製薬株式会社，スキャンポファーマ合同会社，第一三共株式会社，大正富山医薬品株式会社，大日本住友製薬株式会社，武田薬品工業株式会社，田辺三菱製薬株式会社，中外製薬株式会社，株式会社ツクイ，株式会社ツムラ，帝人ファーマ株式会社，トヨタ自動車株式会社，日本イーライリリー株式会社，日本ベーリンガーインゲルハイム株式会社，ネスレ日本株式会社，ノバルティスファーマ株式会社，バイエル薬品株式会社，ファイザー株式会社，ブリストル・マイヤーズ スクイブ株式会社，HOYA株式会社，持田製薬株式会社

略語一覧

略語	欧文	名称，語句
ADL	activities of daily living	日常生活動作
AGE	advanced glycation end-product	終末糖化産物
AWGS	Asian Working Group for Sarcopenia	アジア・サルコペニア・ワーキンググループ
BCAA	branched chain amino acids	分岐（分枝）鎖アミノ酸
BIA	bioelectrical impedance analysis	生体電気インピーダンス法
CT	computed tomography	コンピュータ断層撮影
DXA	dual energy X-ray absorptiometry	二重エネルギーX線吸収法
EWGSOP	European Working Group on Sarcopenia in Older People	欧州サコペニア・ワーキンググループ
FNIH	Foundation for the National Institutes of Health	米国国立衛生研究所財団
HMB	beta-hydroxy-beta-methylbutyric acid	β-ヒドロキシ-β-メチル酪酸
IGF	insulin-like growth factor	インスリン様成長因子
IL	interleukin	インターロイキン
IMAT	intra-muscular adipose tissue	骨格筋内脂肪
IWGS	International Working Group on Sarcopenia	国際サルコペニア・ワーキンググループ
MCI	mild cognitive impairment	軽度認知障害
MCT	medium chain triglycerides	中鎖脂肪酸
METs	metabolic equivalents	
MRI	magnetic resonance imaging	磁気共鳴像
mTOR	mammalian target of rapamycin	哺乳類ラパマイシン標的たんぱく質
NPC/N	non-protein calorie/nitrogen	非たんぱく質の熱量/窒素比
QOL	quality of life	生活の質
RM	repetition maximum	
SARC-F		自己記入式質問票
SD	standard deviation	標準偏差
SMI	skeletal muscle mass index	四肢骨格筋指数
SPPB	short physical performance battery	通常歩行速度以外の身体機能低下の指標
SSCWD	Society on Sarcopenia, Cachexia and Wasting Disorders	サルコペニア・悪液質・消耗性疾患学会
TNF	tumor necrosis factor-α	腫瘍壊死因子
TUG	timed up & go test	

目次

序文 本ガイドの見方, 使い方 ································ 3

1 サルコペニアとは何か? ································ 8

2 サルコペニアはどのようなアウトカムと
関連するのか? ································ 12

3 サルコペニアの病態生理とは? ································ 16

4 サルコペニアはどのように診断するのか? ················ 20

5 サルコペニアの有病率は? ································ 30

6 二次性サルコペニアを理解する ································ 33

7 薬物治療に伴うサルコペニア ································ 38

8 サルコペニアに対する栄養療法:
予防から治療まで ································ 43

9 サルコペニアに対する栄養療法:
食品別目安量, 必要量の算出 ······················· 48

10 サルコペニアに対する運動療法 ······················· 54

11 キーワード ································ 62

12 Q&A ································ 67

1 サルコペニアとは何か？

POINT

● サルコペニアは転倒，骨折，身体機能低下，死亡などの健康障害の危険が高まった進行性かつ全身性の骨格筋疾患である。

● サルコペニアは元来，筋肉量の喪失を意味するものであったが，健康障害の予測には筋肉量よりも筋力を指標にするほうが優れていることが明らかになった。

● 類似概念として，フレイル，カヘキシア（悪液質），廃用症候群，ロコモティブシンドロームなどがある。

1-1 サルコペニアの概念・定義の変遷

1）サルコペニアが筋肉量減少と捉えられた時代

　ヒトは二足歩行による移動能力を獲得した動物であり，立位を支える脊柱，骨盤，関節構造，その支持筋群が発達している。加齢という現象はこれら骨格・運動器系の機能を低下させるが，高齢期には特にやせや力の低下として筋肉の衰えが顕著になる。このような徴候を学術的視点で捉える重要性を指摘したのが，Rosenbergであった。1988年に米国アルバカーキで行われた学術会議で，加齢に伴う筋肉の変化を捉える学術用語の必要性を唱え，ギリシア語で筋肉を意味するsarxと喪失を意味するpeniaを組み合わせて，「サルコペニア」という造語を提案した。この用語の成り立ちからもわかるように，当初は，筋肉の量的な喪失を意味する用語であった。

　その後，1998年にはBaumgartnerらがDXA法を用いて四肢除脂肪量を測定し，それを身長の2乗で除した値（四肢骨格筋指数：SMI）を骨格筋量の指標として用いうることを示した。そして，SMIが若年者における平均値のマイナス2標準偏差（SD）未満を筋肉量減少と判断することの妥当性を示し，一定の再現性と客観性を付与した筋肉量評価法を確立した。このような測定方法の新たな展開は，サルコペニアを筋肉量減少と捉える流れに拍車をかけた。

2）筋力低下が見直された時代

　筋肉量の客観的評価方法が普及し，縦断的な研究解析が行われるようになると，筋力低下と筋肉量減少は必ずしも並行して進むわけではないことが明らかになり，筋力低下のほうが筋肉量減少よりも予後の悪化と密接に関連することが示されるようになった。このような経緯から，サルコペニアという用語よりも筋力低下を意味するダイナペニアという用語を支持するグループが現れ，サルコペニアに関連する用語の定義や概念に混乱

が生じるようになった。このため，2009年に欧州の老年医学会や栄養関連学会が合同で「高齢者におけるサルコペニアに関する欧州ワーキンググループ（EWGSOP）」を立ち上げ，その混乱を収拾するコンセンサスを作成することになった。

3) サルコペニアの診断基準が示された時代 ①（EWGSOP）

これまで明確な診断基準がなかったサルコペニアについて，2010年にEWGSOPが概念，定義，診断基準などについてのコンセンサスレポートを出したことは，サルコペニアに関する歴史のなかでは大きな出来事であった。それまでの混沌とした議論に対し，一定の見解・方向性を示したことで，サルコペニアが研究分野から臨床分野に広がった。

EWGSOPは，サルコペニアを「進行性および全身性の骨格筋量および骨格筋力の低下を特徴とする症候群であり，身体的な障害やQOL，および死亡などの有害な転帰のリスクを伴うものである」と定義した。この定義では，サルコペニアの用語の成り立ちを踏まえ骨格筋量減少を第一に述べているが，筋力低下が併存する状態であることを示した。また，診断基準として骨格筋量減少を必須項目としながらも，筋力低下あるいは身体機能低下のいずれかを伴った状態としたことで，筋肉量のみでサルコペニアを評価してきた流れを変えることになった。

EWGSOPのコンセンサスレポートでは，サルコペニアの重症度分類（プレサルコペニア，サルコペニア，重症サルコペニア：**12頁 表1参照**）および，原因に関するカテゴリー分類（一次性サルコペニア：**16～19頁 2項参照**，二次性サルコペニア：**33～37頁 6項参照**）が示され，予防や治療につなげる臨床的な視点が提示された。

4) サルコペニアの診断基準が示された時代 ②（IWGS, SSCWD, AWGS, FNIH）

EWGSOPによるコンセンサスレポートを皮切りに，その後さまざまな学術団体がサルコペニアの診断基準に関する見解を示した。米国を中心としたIWGSやSSCWDは，骨格筋量減少に加え，身体機能低下を定義として取り入れ，筋力低下を含めない点においてEWGSOPとは異なる見解を示した。一方，わが国を含むAWGSは，EWGSOPに準じた定義・基準をコンセンサスとして2014年に発表した。EWGSOPが，骨格筋量や筋力に関する評価基準を定めなかったのに対し，AWGSでは，握力や骨格筋量の測定方法と男女別カットオフ値を明確に示した。また，同2014年，米国のFNIHにおいてサルコペニアプロジェクトとして組織されたグループは，骨格筋量減少と筋力低下を診断基準としたものの，身体機能はアウトカム評価として用いることを提案した。このように今なお，サルコペニアの世界的なコンセンサスは存在していない（**図1**）。

そのようななか，2016年10月，サルコペニアは国際疾病分類（ICD-10）において，M62.84のコードを取得し，独立した疾患として位置づけられることになった。これにより，サルコペニアがよりいっそう診療現場に導入されることが予測されたため，日本サルコペニア・フレイル学会は，2017年に「サルコペニア診療ガイドライン2017年版」を発表した。

5) サルコペニアの診断基準が見直される時代（EWGSOP2）

2018年，EWGSOPは構成メンバーの一部で若返りをはかり，新たなグループを組織

した（EWGSOP2）。そして，2010年の初版のコンセンサスレポート以後の新たな研究結果の知見を踏まえ，定義や診断基準を見直すことにし，2018年10月12日，欧州老年医学会において新しいサルコペニアのコンセンサスレポート（改訂版レポート*）を発表した。これによると，サルコペニアの定義は「転倒，骨折，身体機能低下，死亡など負のアウトカムの危険が高まった進行性かつ全身性の骨格筋疾患である」とされ，2010年の「症候群」から「骨格筋疾患」へと明確に位置づけが修正された。そして，サルコペニアが疾患として位置づけられたにもかかわらず，診療への導入が思うほど進んでいないことを踏まえ，診断基準についても臨床的実用性を取り入れ，段階的な評価を提唱した。特に大きな変更点は，骨格筋量の評価を必須とした以前の基準を，その後の知見を踏まえ，筋力低下を必須項目として前面に押し出したことである。すなわち，筋力低下があれば，その時点でサルコペニア（疑い）として，評価と介入を開始することを推奨している。そして，骨格筋量減少が確認されれば，これをもってサルコペニアの確定診断とする。また，身体機能の評価は診断基準から外され，重症度評価として位置づけられることになった（**図1**）。さらにSARC-F（**29頁 図9参照**）などを用いたスクリーニング評価の段階を取り入れ，サルコペニアの症例発見を促進することを強調している。

　改訂版レポートでは，初版に記載されたプレサルコペニアの概念が姿を消し，急性サルコペニアと慢性サルコペニアという概念が導入された。急性サルコペニアは発症6ヵ月未満のものであり，6ヵ月以上持続しているものを慢性サルコペニアとしている。このような持続期間に基づく概念の区別は，定期的な評価の必要性を示す意図があると推測され，栄養評価における体重測定と同様に，筋力評価を定期的に実施することを推奨している。

1-2 サルコペニアと類似概念

1）フレイル

　フレイルの概念は，欧米において形成されてきた考え方であるが，わが国では日本老年医学会が2014年に「フレイルに関するステートメント」を発表し，「フレイルとは，高齢期に生理的予備能が低下することでストレスに対する脆弱性が亢進し，生活機能障害，要介護状態，死亡などの転帰に陥りやすい状態」と定義している。しかし，具体的な臨床像の位置づけは研究者によってさまざまで，自立機能が残っている状態のなかで要介護に至る前段階と考える研究者もいれば，介護の必要になる前段階から人生の最終段階までを含む概念と捉える研究者もいた。そこで，日本老年医学会はフレイルを健常状態と要介護状態の中間的な段階と位置づけることを提唱した。

　フレイルは，単に身体的な側面だけではなく，社会的・精神的側面も含み，筋肉の減少と衰えを症状とするサルコペニアに比較すると，広い範疇で高齢者の健康状態を捉えている。実際の高齢者診療において用いやすい概念ではあるものの，運用するうえでは定義に曖昧さが残り，必ずしも臨床像が定まらないという欠点がある。このため近年では，フレイルを「身体的フレイル」，「精神心理的フレイル」，「社会的フレイル」などのカテゴリーに分類するようになっている。

＊改訂版レポート Cruz-Jentoft AJ, et al. Age Ageing 2019; 48: 16-31. doi: 10.1093/ageing/afy169. PMID:30312372

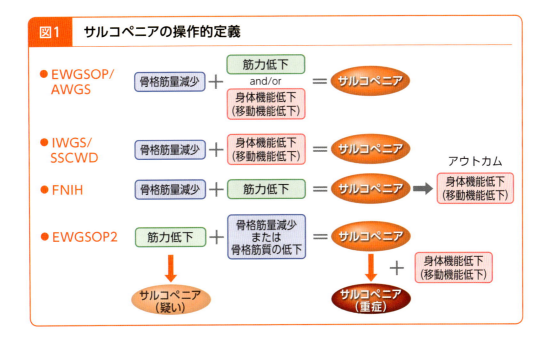

図1 サルコペニアの操作的定義

2) カヘキシア（悪液質）

　カヘキシアは，がん，慢性閉塞性肺疾患，慢性腎疾患，慢性肝不全，慢性感染症，慢性心不全などの慢性消耗性疾患が基盤に存在することが前提で，体重減少，食欲不振，身体組成や身体機能の低下を伴う状態とされる。カヘキシアでは，一般に炎症反応が持続して存在するため異化が亢進している。欧州のサルコペニアの概念では，二次性サルコペニアとしてカヘキシアを含めているが，米国の定義では，カヘキシアをサルコペニアとは異なる概念で捉えている。病態の違いをどのように位置づけるかによって，欧州と米国で見解が異なっている。

3) 廃用症候群

　廃用症候群は，安静や臥床などの不活動な状態に起因する身体機能・形態の障害を表す用語である。廃用症候群は，①局所的廃用（筋萎縮，筋力低下，関節拘縮，骨粗鬆症など），②全身的廃用（心肺機能の低下），③臥位・低重力による廃用（起立性低血圧），④感覚・運動刺激の低下による廃用（知的活動の低下，など）の4種類に分類されるが，これらは同時に存在することが多い。欧州のコンセンサスレポートでは，廃用によるサルコペニアを二次性サルコペニアとして位置づけている。

4) ロコモティブシンドロームと運動器不安定症

　ロコモティブシンドロームと運動器不安定症は，2007年に日本整形外科学会が提唱した概念で，運動器障害により要介護に至る危険の高い状態，あるいは要介護状態に至った状態を示す用語である。ロコモティブシンドロームは，運動器疾患を発症する危険のある段階（運動機能低下）も含んだ広い概念であるのに対し，運動器不安定症は歩行障害の一部に含まれ，ロコモティブシンドロームが進行した状態と捉えることができる。ロコモティブシンドロームの原因の一つとして，サルコペニアが位置づけられている。

2 サルコペニアはどのような アウトカムと関連するのか?

POINT

- サルコペニアは骨格筋量, 筋力, 身体機能の低下によって, プレサルコペニア, サルコペニア, 重症サルコペニアに分類され, この順にアウトカムは不良になる。
- サルコペニアは転倒・骨粗鬆症・骨折, 呼吸障害, 嚥下障害・低栄養, 排尿障害, 認知機能障害, 耐糖能障害などの臨床的アウトカムにつながる。
- サルコペニアはがん, 心血管疾患, 急性疾患, さまざまな手術後の生命予後を規定する。
- サルコペニア肥満では脂質異常症となるリスクが高く, また心血管疾患による死亡, 総死亡のリスクが高い。
- サルコペニアはQOL, ADLの低下を招き, 要介護のリスクを増大させるほか, ひいては死亡の増加につながる。

　サルコペニアは骨格筋量, 筋力, 身体機能の低下によって, 骨格筋量減少のみの場合をプレサルコペニア, 骨格筋量減少に加えて筋力低下あるいは身体機能の低下が認められる場合をサルコペニア, 骨格筋量, 筋力, 身体機能いずれも低下している場合を重症サルコペニア, として3つに分類される (**表1**)。当然ながらプレサルコペニア⇒サルコペニア⇒重症サルコペニアの順にアウトカムは不良になる。

2-1 サルコペニアは進行すると さまざまな臨床的アウトカムにつながる

1) 転倒・骨粗鬆症・骨折

　サルコペニアは, 筋力低下やバランス障害, 歩行障害を合併しやすいために, 転びやす

表1 サルコペニアの病期分類 (EWGSOP)

ステージ	骨格筋量	筋力		身体能力
プレサルコペニア	↓			
サルコペニア	↓	↓	もしくは	↓
重症サルコペニア	↓	↓	かつ	↓

Cruz-Jentoft AJ, et al. Age Ageing 2010; 39: 412-423.
© 2010 Cruz-Jentoft AJ, et al. Published by Oxford University Press on behalf of the British Geriatrics Society. (Creative Commons CC BY-NC 2.5)

くなる。また，サルコペニアは活動量の低下を招き骨粗鬆症を起こしやすく，転倒によって大腿骨近位部や脊椎などの骨折を起こすと，その後のQOL，ADLに大きな負の影響を与える。歩行障害や易転倒性があると，転倒することを恐れて外出しなくなる。これが廃用を生み，さらにサルコペニア，歩行障害の進行を助長させる。

2) 呼吸障害

呼吸は肺だけでなく，胸腔の運動を司る横隔膜や肋間筋などの呼吸筋の働きが重要である。サルコペニアが重症になると呼吸筋力も低下する。肺気腫などによる慢性呼吸不全の状態では，サルコペニアに伴って呼吸障害が生じやすい。

3) 嚥下障害・低栄養

食物や水分の嚥下には咽頭・喉頭をはじめとするさまざまな筋肉が関与する。サルコペニアは嚥下に関わる筋にも生じ，嚥下障害の原因となる。重症になると誤嚥するようになり，経口摂取に制限をきたすようになったり誤嚥性肺炎を起こしたりする。誤嚥性肺炎で入院すると絶食により栄養状態が悪化し，サルコペニアが重症化しやすく，さらに経口摂取が困難になるなどの悪循環が生じる。

4) 排尿障害

サルコペニアによる筋力・筋量減少は，骨盤底筋群や膀胱・括約筋の脆弱化をもたらし，排尿障害を引き起こす。

5) 認知機能障害

サルコペニアによる活動量の低下は認知機能障害を招く危険性がある。

6) 耐糖能障害

サルコペニアによる筋量減少はインスリン抵抗性や活動量の低下によって耐糖能障害を招く危険性がある。

7) 生活の質（QOL），日常生活動作（ADL）の低下，要介護

サルコペニアに関連するさまざまな障害はQOLを低下させる。歩行障害，閉じこもりは外出に制限をかけることになる。呼吸障害もまた運動耐用能の低下，息切れ，疲れやすさなどにより外出制限をかけることになる。嚥下障害は低栄養を助長する。その他の障害もまた日常生活に制限を与え，ひいてはADLを低下させ，要介護になる危険性がある。

8) 死亡の増加

多くの研究結果からサルコペニアは，さまざまな臨床的アウトカムやがんをはじめとする疾患の予後と関連して死亡のリスクを高めることが明らかにされている。また，メタ解析によって，握力，歩行速度，椅子からの立ち上がり時間を指標とした身体機能の低下は死亡の増加につながることが報告されている（図2）。

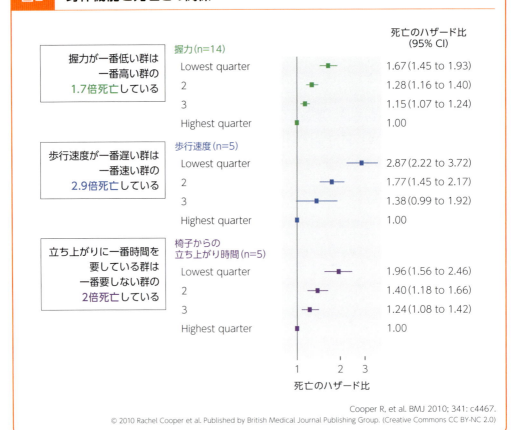

図2 身体機能と死亡との関係

Cooper R, et al. BMJ 2010; 341: c4467.
© 2010 Rachel Cooper et al. Published by British Medical Journal Publishing Group. (Creative Commons CC BY-NC 2.0)

2-2 疾患の予後

　サルコペニアはさまざまな疾患の予後不良に関与する。具体的には，頭頸部がん，肺がん，乳がん，卵巣がん，膀胱がん，食道がん，胃がん，膵がん，大腸がん，肝硬変，肝細胞がんに関連する死亡や術後合併症の発生，大腿骨近位部骨折術後の予後，びまん性大細胞型B細胞リンパ腫の免疫療法後の生命予後，心房細動患者の生命予後，心血管疾患ならびに術後の生命予後，透析患者のADL低下と生命予後，急性疾患で入院した患者の生命予後，緊急手術を受けた超高齢者の生命予後などである。

2-3 サルコペニア肥満

　サルコペニア肥満は文字どおり，サルコペニアと肥満を併せもつ状態であり，それぞれ四肢骨格筋量の減少と，BMIもしくは体脂肪率，ウエスト周囲長の増加で定義される。しかしながら，評価方法やカットオフ値は定まっていない。
　サルコペニア肥満はさまざまな代謝異常や高血圧症，心血管疾患による死亡，ADL低下や身体機能障害，固形がん患者の予後不良に関係していることが報告されている（**表2**）。

2-4　サルコペニア/フレイルの進展

　サルコペニアは原因になったり結果になったりしながら進展していくと考えられる。図3のように，口腔機能の低下によって摂食量が減ると，肉を食べないことで低たんぱく質血症，低栄養になりやすく，これがサルコペニアの原因になる。

　サルコペニアによって下肢筋力が低下すると，歩行障害，外出制限，活動量の低下につながる。活動量が低下すると，エネルギー消費量の低下に気分障害も伴って食欲と摂食量が低下する，といった悪循環が生じやすい。

表2　サルコペニア肥満のアウトカム

- サルコペニア肥満では，脂質異常症，高血圧症，糖代謝異常，メタボリックシンドロームの有病率が高い。

- サルコペニア肥満では，手段的ADLが早期に低下し，身体機能障害と関連する。

- 呼吸器系/消化器系の固形がん患者においてサルコペニア肥満を有する場合，死亡率が高い。

サルコペニア診療ガイドライン2017年版

図3　サルコペニアの進展

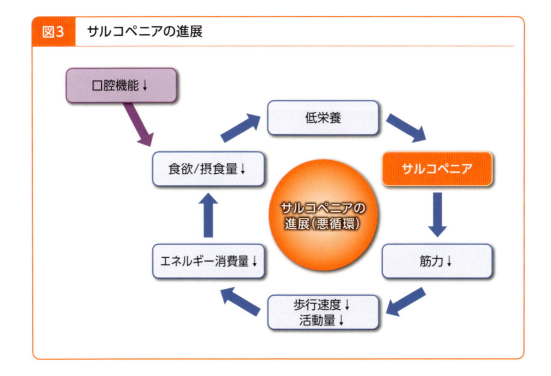

3 サルコペニアの病態生理とは？

POINT
- サルコペニアの成因は複数の因子が関与している。
- 生体レベルでみられるサルコペニアの成因として，栄養状態の変化，活動性の低下，内分泌因子の変化などがあげられる。
- 組織・細胞レベルでみられるサルコペニアの成因として，慢性炎症，ミトコンドリアにおける異常，神経筋接合部の異常，筋再生能の低下などがあげられる。

3-1 加齢による骨格筋の変化

　サルコペニアは，原因によって，一次性（加齢によるサルコペニア）と二次性（加齢以外の原因によるサルコペニア）に分類される。サルコペニアは筋肉に特化した概念であることから疾患として捉えられ，さまざまな要因の関与が明らかにされてきている。

　高齢者の骨格筋では，組織レベル，細胞レベルでさまざまな変化が生じる。組織レベルでは，若年者に比べ速筋線維の割合，毛細血管，運動神経の数が減少し，脂肪細胞がみられるようになる。細胞レベルでは，若年者に比べ筋収縮を担うサルコメア，核，代謝を担うミトコンドリアの減少がみられる。細胞の質を保つための小器官であるリソソームも減少し，そのために異常なたんぱく質の蓄積がみられる（図4）。このような加齢に伴う骨格筋における変化が，量の減少，質（筋力など）の悪化をもたらす。しかし，加齢によりすべての高齢者がサルコペニアを発症するわけではなく，このような変化が生じる程度やさまざまな因子が関与して発症すると考えられる。

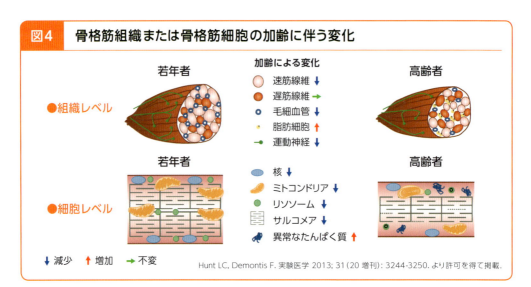

図4　骨格筋組織または骨格筋細胞の加齢に伴う変化

Hunt LC, Demontis F. 実験医学 2013; 31 (20 増刊): 3244-3250. より許可を得て掲載.

3-2 サルコペニアの成因

サルコペニアの成因には複数の因子が関与していると考えられている。生体レベルでみられる①栄養状態の変化，②活動性の低下，③内分泌因子の変化により，④慢性炎症，⑤ミトコンドリアにおける異常，⑥神経筋接合部の異常，⑦筋再生能の低下，などの組織・細胞レベルの変化が生じた結果，サルコペニアが誘導される（図5）。

1) 栄養状態の変化

食欲の低下，口腔内の異常，疾患，内服薬，認知機能障害，環境変化，活動性の低下などに伴い，結果として取り込まれる栄養素が少なくなることで低栄養（摂取エネルギー不足）が生じる。筋合成に必要なたんぱく質（アミノ酸）の摂取不足，筋に対する直接作用，間接作用が明らかにされつつあるビタミンDを含むさまざまな栄養素の不足は，低栄養だけでなく偏食によっても生じることも考慮する。たんぱく質摂取による筋合成能は若年者と比べて大きく変化しないことが知られている。一方で，肥満高齢者にみられる過栄養状態も，アディポサイトカインによる炎症や酸化ストレスを介してサルコペニアに関与することも留意する（サルコペニア肥満：15頁 表2 参照）。

2) 活動性の低下

加齢による身体的な変化（筋・骨格系，臓器予備能，視力低下など）や環境の変化，精神状態の変化などに伴い，結果として身体活動性が低下する。レジスタンス運動などにより筋収縮が起こることで筋合成が誘導されるが，一方で麻痺や不活動により筋たんぱく質（ミオシン重鎖）が減少するだけでなく，不活動により筋合成抵抗性（anabolic resistance，47頁 図16参照）が生じることが知られているため，活動性の低下はサルコペニアの成因となりうる。

3) 内分泌因子の変化

a. インスリン抵抗性，終末糖化産物（AGEs）

糖尿病がない場合，インスリン分泌量の加齢による変化は基本的にないとされている。そのため，加齢に伴う血糖上昇は一般に骨格筋のインスリン抵抗性，すなわち筋細胞の加

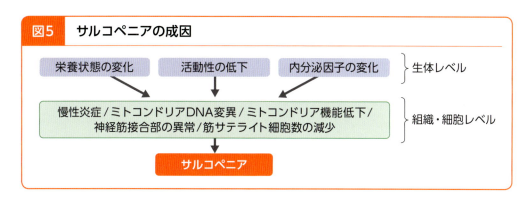

図5 サルコペニアの成因

齢性変化が考えられている。非糖尿病の高齢女性（84〜95歳）を対象としてフレイルと耐糖能の関係をみた検討では，フレイル高齢者は健常，プレフレイルと比べて食後高血糖，食後インスリン上昇がみられた。このことから，フレイル高齢者では糖尿病の有無にかかわらず，骨格筋でインスリン抵抗性が生じていることが臨床的に示されている。また，加齢により糖尿病の有無にかかわらず，終末糖化産物（AGEs）が筋組織内に蓄積すること，筋機能低下と関連することが知られており，AGEsが炎症や酸化ストレスを増加させることもその一因であると考えられている。

b. 性ステロイドの低下

男性では30歳ぐらいから，女性は20歳ぐらいからテストステロンの減少がはじまるとされている。テストステロンは，筋たんぱく質合成の刺激作用があるためサルコペニアと関連する。テストステロンの血中濃度が低いほど，テストステロン補充による筋量増加，身体機能改善効果がみられることが知られている。

c. 成長ホルモンとインスリン様成長因子-1（IGF-1）の低下

成長ホルモンとIGF-1は加齢とともに血中濃度が低下することが知られており，骨格筋では筋同化作用があるIGF-1の低下によりサルコペニアの発症と関連する。IGF-1は成長や運動刺激などに反応し，肝細胞や筋細胞，骨芽細胞で合成される。骨格筋の細胞膜に存在するIGF-1受容体にIGF-1が結合するとAKTのリン酸化が生じ，mTORシグナルの活性化を介した筋たんぱく質合成の促進と，FOXOのリン酸化による筋萎縮関連遺伝子の発現抑制を介した筋たんぱく質分解の抑制が起こる。IGF-1が低下している状況では，筋たんぱく質分解が筋たんぱく質合成を上回ることにより，筋量が減少する。

インスリン抵抗性においてもインスリンシグナルが障害されるとIGF-1シグナルも障害されるため，同様のメカニズムで筋量減少が生じることが想定されている。機械的負荷にもこのメカニズムが関与しており，機械的負荷が減少した状態では筋萎縮が生じるとされている。

4) 慢性炎症

加齢に伴って低レベルで持続する炎症のことを「inflammaging」と呼び，加齢関連疾患の発症や進展に寄与していることが注目されている。加齢により，①蓄積する異物や感染などに対する免疫反応の亢進，②体組成の変化による相対的な脂肪量（特に内臓脂肪）の増加，③酸化ストレス増加，によって炎症性サイトカインが産生されることにより，持続性の低レベルの炎症性サイトカイン濃度上昇が生じる。炎症性サイトカインであるIL-6やTNF-αなどは，骨格筋のこれらの受容体に作用し，下流シグナルであるNF-κBの活性化を介した筋萎縮関連遺伝子の発現増加により，筋たんぱく質分解が亢進する。

5) ミトコンドリアにおける異常

加齢や糖尿病では骨格筋のミトコンドリア機能低下が認められ，さまざまな病態に関与している。ミトコンドリアDNA変異マウスは寿命が短く，体重減少，筋量減少を呈すること，また栄養障害や炎症などによりミトコンドリアDNA量が減少することが知られている。そのメカニズムとして，FOXOシグナルの下流にある標的遺伝子の発現が増加すること，骨格筋細胞の培養系やマウスにこの遺伝子を導入すると筋線維数・筋サイズの減少，ミトコンド

リアDNA量の減少，ミトコンドリア融合たんぱく質の減少とともにオートファジー不全が生じることが示されている。加齢やその他の要因によるミトコンドリア数の減少は重要であるが，質の低下，すなわち融合して巨大化する，または断片化するなどの異常なミトコンドリアが蓄積することが知られている。これらはミトコンドリアを選択的に除去する機構であるマイトファジー（mitophagy）によって処理されるが，サルコペニアにマイトファジー不全が関連している可能性があり，今後さらに研究が進むことが期待される。

6）神経筋接合部の異常

サルコペニアや神経筋難病における筋萎縮のメカニズムとして，運動神経終末部と骨格筋のつなぎ目である神経筋シナプスの形態変化の関与が注目されている。シナプスでは，運動神経終末側と骨格筋側の双方からのシグナルにより，形態や機能が維持されている。加齢や疾患などにより代謝や生体内環境の変化が蓄積されることによりシナプス機能不全が生じ，その結果，筋力低下や筋萎縮が誘導されると考えられている。このような神経筋シナプスの形態変化はサルコペニアの病態進行の早期に起こるため，このプロセスに関連する分子はバイオマーカーとしても期待できる。アグリン（agrin）は運動神経終末から分泌され筋に伝達されることにより筋量の維持や修復に関わっていることが知られているが，ニューロトリプシンにより切断されることで正常な伝達が阻害され，その際にアグリンのC末端ペプチド断片（CAF：C-terminal agrin fragment）が産生される。血清中のCAF濃度は特に男性において筋量と負の相関を示すことが示されており，サルコペニアのバイオマーカー候補として期待されている。

7）筋再生能の低下

サルコペニアでは，筋線維数だけではなく筋線維核数の減少がみられる。筋再生を担う筋サテライト細胞は，筋線維に核を供給することで筋線維核のターンオーバーを維持している。筋サテライト細胞数の減少や機能低下には，加齢だけでなく，不活動や低栄養，ホルモンや代謝系の変化や酸化ストレスなどが関与していることが知られている。

筋サテライト細胞は修復が必要なときにのみ分裂し，それ以外は静止状態を保つことで幹細胞としての機能を維持しているが，加齢によりその静止状態が保てなくなると分裂が必要以上に進行するため，筋サテライト細胞数が減少することが知られている。このことは速筋線維で顕著にみられるが遅筋線維では顕著でないことから，サルコペニアの特徴である速筋優位の減少を説明するメカニズムの一つと考えられる。加齢によるNotchシグナルの低下は，筋サテライト細胞の増殖能を抑制するメカニズムであることが知られており，その他Wntシグナルやレニン・アンジオテンシン系の活性化の関与も報告されている。

以上，サルコペニアの病態生理について，生体レベル，組織・細胞レベルに分けて概説した。サルコペニアはさまざまなメカニズムが関与した多因子疾患であると考えられるが，どのメカニズムがどの程度関連しているかは未解明である。また，疾患に関連するサルコペニアに関しては本項で述べた以外のメカニズムの関与，さらにマイオカインのサルコペニアへの関与なども明らかにされつつあり，今後の研究成果が待たれる。

4 サルコペニアは どのように診断するのか?

POINT

● サルコペニアの潜在的なリスク保持者をスクリーニング・診断し, サルコペニア
の原因が加齢によるものかなどの分類を考えたうえで, 適切に介入することが
重要である。

● サルコペニアの診断にはAWGSの診断法やカットオフ値を用いることが推奨
される。

● サルコペニアの診断や重症度の判定には骨格筋量, 筋力, 身体機能の評価が
必要であり, それぞれの注意点を理解したうえで実施することが重要である。

● サルコペニアのスクリーニングには「指輪っかテスト」が推奨される。

4-1 サルコペニアのスクリーニング・診断の流れと意義

　ヒトは誰しもが歳を重ね, それに伴う骨格筋量減少や脂肪量増加といった身体組成の
変化や身体機能の低下を避けられない。しかしながら, 身体組成や身体機能の変化には
個人差が大きいことも知られており, また骨格筋量減少や身体機能低下は痛みなどを伴
わない場合がほとんどである。重症サルコペニアになると回復が難しくなる場合もあ
る。したがって, 状態悪化が顕在化する前から潜在的なリスク保持者をスクリーニング
し, 早期の段階から対策を講じることが重要である。特に, スクリーニングでサルコペ
ニアのリスクが高いと判断された者には, 適切なアセスメントによる診断のうえで栄養療
法や運動療法を行うことが不可欠である。

4-2 サルコペニアのスクリーニングや 診断を行うべき対象者は?

　潜在的なリスク保持者も含め, 自立した生活を営んでいる地域在住高齢者に対しても,
サルコペニアのスクリーニングを実施すべきである。そのなかで, 次の①〜⑥の状態に
ある者はサルコペニアを併存しやすく, 併存した場合は健康被害をきたしやすいので注
意する。①機能低下や機能障害が最近みられた者, ②過去1ヵ月間に5%以上の意図
しない体重減少があった者, ③抑うつ症状や認知機能の低下がみられる者, ④転倒を
繰り返す者, ⑤栄養状態の悪化や栄養障害をきたした者, ⑥慢性疾患の併存や合併が
疑われる者(慢性心不全, 糖尿病, 慢性腎臓病, 膠原病, 結核感染, 慢性閉塞性肺疾患
およびその他の消耗性疾患)などである。これらを併せもつ者にはサルコペニアのス
クリーニングは必須である。

4-3 サルコペニアをどう診断するのか?

1) AWGSによる診断

　日本人を対象としたサルコペニアの診断にはAWGSによる診断基準の使用が推奨される。AWGSは，2010年にEWGSOPから提案された操作的定義におおむね準じているが，カットオフ値はアジアの疫学データに基づいている。香港在住の65歳以上高齢者4,000名において，AWGS診断基準によるサルコペニア該当者は，他の診断基準と比べて4年後の身体機能障害や10年後の総死亡を予測することが示されている。

　サルコペニアの診断や重症度の判定には，骨格筋量，筋力，身体機能の3要素を用いる。なお，サルコペニアの前段階をプレサルコペニアと呼び，骨格筋量減少のみで筋力低下や身体機能低下を伴っていない状態であり，逆に3要素すべてに低下がみられる場合が重症サルコペニアで，早急な対応が求められる。

　図6にAWGSによるサルコペニア診断のアルゴリズムを示す。まずは比較的評価が簡便な筋力(最大握力)と身体機能(通常歩行速度)を評価する。握力あるいは歩行速度がカットオフ値に満たない場合にサルコペニアを疑い，骨格筋量の評価を実施する。この段階で，握力と歩行速度がカットオフ値を上回る場合にはサルコペニアの疑いはないものとし，一定期間をおいて改めてスクリーニングを実施する。

　骨格筋量の評価には，四肢除脂肪量または四肢骨格筋量を測定し，身長の2乗で除した補正値(SMI)を算出する。この補正値がカットオフ値を下回った場合にサルコペニアと診断する。逆に，筋力あるいは身体機能がカットオフ値に満たないにもかかわらず骨格筋量がカットオフ値を上回る場合には，サルコペニア以外の疾患を疑う。一方，骨格筋量減少の有無にかかわらず筋力低下をきたす病態をダイナペニアという。骨格筋量減少が認められなくとも，筋力低下あるいは身体機能低下が顕在化している場合には介入を行う。

2) AWGS以外の診断基準

　EWGSOPやAWGSの診断方法以外にもサルコペニアの診断方法は提案されている。いずれの定義でも骨格筋量は必須項目で，骨格筋量減少とそれによる機能低下から構成されている。一方，筋肉の機能については，筋力と歩行速度などの身体機能の両者，あるいはどちらか一方のみを採用するものに分かれている。さらに，2018年EWGSOP2によるコンセンサスレポート(改訂版レポート：**10頁参照**)では，歩行速度などの身体機能はサルコペニアの診断には必ずしも必要ではなく，重症度の判定のみに用いるとしている。このEWGSOP2の提案を受けて，今後AWGSでも改めてアジア基準を提案することが予見されるが，本ガイドでは現行のAWGSを推奨する。

4-4 原因によりサルコペニアを分類する

　サルコペニアの診断後には，サルコペニアの背景要因を加味した分類(図6)が重要で

図6	サルコペニア診断の流れと分類

対象者の選定（スクリーニング）

スクリーニングや診断を行うべき対象者
- 地域在住高齢者
- 機能低下や機能障害が最近みられた者
- 過去1ヵ月間に5%以上の意図しない体重減少があった者
- 抑うつ症状や認知機能の低下がみられる者
- 転倒を繰り返す者
- 栄養状態の悪化や栄養障害をきたした者
- 慢性疾患の併存や合併が疑われる者（慢性心不全, 糖尿病, 慢性腎臓病, 膠原病, 結核感染, 慢性閉塞性肺疾患（COPD）およびその他の消耗性疾患）

スクリーニング
「指輪っかテスト」などの簡易スクリーニング検査の実施

→ サルコペニアの疑い：少数ヵ月後に再スクリーニング

アセスメントと診断

アセスメント
筋力（握力）／身体機能（歩行速度）の計測

筋力 and 身体機能：正常
握力：男性≧26kg　女性≧18kg
通常歩行速度＞0.8 m/秒

→ サルコペニアではない

筋力 and/or 身体機能：低下
握力：男性＜26kg　女性＜18kg
通常歩行速度≦0.8 m/秒

アセスメント
骨格筋量の計測（DXA or BIA）

骨格筋量：減少
男性 ＜7.0kg/m²
女性＜5.4kg/m²（DXA）
＜5.7kg/m²（BIA）

骨格筋量：正常
男性 ≧7.0kg/m²
女性≧5.4kg/m²（DXA）
≧5.7kg/m²（BIA）

→ サルコペニア以外の要因

サルコペニア
- 筋力と身体機能の両方が低下している場合は特に「重症サルコペニア」

分類

一次性サルコペニア（加齢性サルコペニア）
- 加齢以外に要因がないもの

二次性サルコペニア（非加齢性サルコペニア）
- 加齢以外の要因によるもの

活動に関連するサルコペニア（廃用）
- 寝たきり, 不活発な生活や無重力状態が原因となりうるもの

疾患に関連するサルコペニア（カヘキシア）
- 重症臓器不全（心臓, 肺, 肝臓, 腎臓, 脳）, 炎症性疾患, 悪性腫瘍や内分泌疾患に付随するもの

栄養に関連するサルコペニア（低栄養）
- 吸収不良, 消化管疾患, 食欲不振を起こす薬剤使用などに伴う, 摂取エネルギーおよび／またはたんぱく質の摂取量不足に起因するもの

ある。高齢期における骨格筋量減少や筋力低下，身体機能低下には，加齢以外の要因も考えられ，背景要因によって介入方法や治療方針が異なる。特に，一次性サルコペニアと二次性サルコペニアの分類は慎重に実施することが望まれる。AWGSの診断方法は一次性，二次性を問わず，いずれの場合も使用可能であるが，一次性については65歳以上を対象とし，二次性では年齢基準を設定していない。二次性サルコペニアが疑われる者に対しては，年齢を問わずサルコペニアを疑い，アセスメントを行うことが重要である。

4-5 筋力はどのように評価するのか？

サルコペニアの診断において，筋力の適切な評価はきわめて重要である。筋力は基本的には最大握力で評価する。特に地域や一次医療圏では，評価者や空間，機器の不足によりサルコペニアを適切にアセスメントできない場合も考えられるが，筋力の評価は場所を問わず実現性が最も高い。すなわち，筋力の評価はサルコペニア診断の入り口であると同時に要でもある。

握力は左右ともに2回ずつ計測し最大値を採用する。測定機器はジャマー型握力計が推奨されるが，スメドレー型握力計でもよい。両方法の具体的手法を図7に示す。測定機器を問わず，握力が男性では26kg未満，女性では18kg未満の場合に筋力低下と診断する。日常生活では，ペットボトルのふたが開けられないほどに握力が低下している場合におおむね15kg未満に該当する。握力計が使用できない場合には，ピンチ力計による評価も可能であるがサルコペニアに対するカットオフ値はない。

EWGSOP2では握力以外にも「椅子立ち上がり時間」を採用している。椅子から5回立ち上がるために要した時間を計測し，15秒より多く時間がかかった場合に筋力低下を疑う。今後，日本人にも応用可能な代替手法が登場する可能性は高いが，現行では握力の評価を推奨する。

4-6 身体機能はどのように評価するのか？

身体機能は通常歩行速度で評価する。具体的手法を図8に示す。通常歩行速度では加速時や減速時に値を誤る可能性があるため，加速時と減速時を除いた中間4m以上の歩行により評価することが推奨される。歩行速度は原則1回限りの計測とする。通常歩行速度では男女ともに0.8m/秒以下（5m歩行では＞6.25秒）の場合に身体機能低下と診断する。この0.8m/秒とは横断歩道を青信号で渡りきれない程度の速度である。

一方，歩行速度の評価には広い空間が必要であることが課題となっている。立位片足立ち（図8）などは簡便である。EWGSOP2では身体機能低下をサルコペニア診断の必須項目ではなく，重症度判定のみに用いるとし，通常歩行速度以外の身体機能低下の指標としてTUG（timed up & go test）やSPPB（short physical performance battery），400m歩行などのカットオフ値も提案している。今後，日本人にも応用可能な代替手法が登場する可能性は高いが，現行では通常歩行速度の評価を推奨する。

図7　サルコペニア診断における筋力の計測方法と参考手法

① 握力（ジャマー型）推奨

■ 準備するもの：ジャマー型握力計

■ 測定のしかた：
　①座位にて計測（立位や上肢進展位での計測も可）
　②上肢は肘関節を直角（肩関節屈伸0度かつ肘関節90度屈曲位）で，前腕と床面が平行になるようにして，握力計を握る
　　※握力計を検者が支持して被験者が握力計の重さを感じないように計測する
　③左右2回ずつ計測し最大値を採用する

■ 教示のしかた：
　「腕を自然に下げ，肘を直角に曲げた状態で握力計を力いっぱい握りしめてください」
　「握力計を振り回さないようにしてください」

■ サルコペニアのカットオフ値：
　男性＜26kg，女性＜18kg

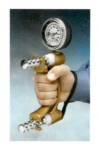

http://www.nihonmedix.co.jp/products/details/prd_000031.php

② 握力（スメドレー型）

■ 準備するもの：スメドレー型握力計

■ 測定のしかた：
　①握力計の表示が外側になるように握る
　②人差し指の第2関節が，ほぼ直角になるように握りの幅を調節する
　③左右2回ずつ計測し最大値を採用する

■ 教示のしかた：
　「直立の姿勢で両足を自然に開いてください」
　「腕を自然に下げ，握力計を身体や衣服に触れないように注意して，力いっぱい握りしめてください」
　「握力計を振り回さないようにしてください」

■ サルコペニアのカットオフ値：
　男性＜26kg，女性＜18kg

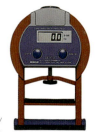

http://www.takei-si.co.jp/productinfo/detail/1.html

4-7　骨格筋量はどのように評価するのか？

　骨格筋量は原則として四肢骨格筋量で評価する。DXA，BIAを用いてSMIを算出する際は体幹を含めないことに注意する必要がある。この値が男性ではDXA，BIAともに 7.0 kg/m² 未満，女性では 5.4 kg/m² 未満（DXA），5.7 kg/m² 未満（BIA）であった場合に骨格筋量減少とする。

　BIAでは使用機器や出力ソフトウェアによって四肢骨格筋量の値の差が大きいことが知られている。日本国内で主に用いられている機器（InBody社とTANITA社）の互換性を確認した報告によると，レジスタンス値やリアクタンス値の計測精度はほぼ同様であり，これらの値を用いた計算式が異なるために起こる現象であることが明らかになっている。したがって，複数の施設間でデータを共有する場合には注意が必要である。基本的には，同じ装置を用いるべきであるが，身長と50kHzレジスタンス値を用いた換算式＊が報告

＊換算式（Yamada M, et al. Geriatr Gerontol Int 2016; 16: 1087-1088.）
　男性 =（0.197×インピーダンス指数）+（0.179×体重kg）− 0.019
　女性 =（0.221×インピーダンス指数）+（0.117×体重kg）+ 0.881
　　インピーダンス指数：インピーダンス値（50kHz）を身長の2乗で除した値

その他（5回椅子立ち上がり時間）

■ **準備するもの：**
ストップウォッチ，椅子（標準的なパイプ椅子）

■ **測定のしかた：**
①座位姿勢より，5回の立ち上がり動作完了（最終姿勢は立位）までの時間を計測
②着座時に臀部を打たないように気をつけ，椅子が不安定な場合はしっかり固定する

■ **教示のしかた：**
「腕を胸の前で組んで，できる限り速く椅子から5回連続で立ち上がってください」
「立ち上がる時は膝を完全に伸ばしてください。座る時はお尻を座面につけることに注意してください」

■ **サルコペニアのカットオフ値：**
AWGSのカットオフ値はなし
EWGSOP2；>15秒

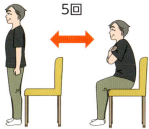
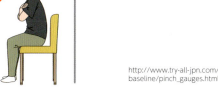

その他（ピンチ力）

■ **準備するもの：**
ピンチ力計（デジタル型などさまざま）

■ **測定のしかた：**
①座位にて計測（立位や仰臥位での計測も可）
②上肢は肘関節を直角（肩関節屈伸0度かつ肘関節90度屈曲位）で，前腕と床面が平行になるようにして，親指と人差し指でピンチ力計を握る
③左右2回ずつ計測し最大値を採用する

■ **教示のしかた：**
「腕を自然に下げ，肘を直角に曲げた状態で，親指と人差し指で力いっぱいつまんでください」
「ピンチ力計を振り回さないようにしてください」

■ **サルコペニアのカットオフ値：**
カットオフ値はなし
（参考値：男性＜7.5kg，女性＜5.5kgでサルコペニアのリスクあり）

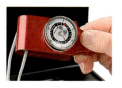

http://www.try-all-jpn.com/baseline/pinch_gauges.html

されており，この問題は解消可能である。DXAにおいても同様の課題が存在する。いずれにしても骨格筋量の評価には機種間の互換性に問題があることに注意する必要がある。

　その他の注意点として，ペースメーカー利用者は計測不可である。また，浮腫など細胞外水分比に注意する。ECW/TBW（extracellular water/total body water）が0.40以上である場合には浮腫傾向が強く，筋肉量の判定に影響を及ぼす。ECW/TBWは0.36～0.40が正常範囲である。さらに，50kHz位相角（phase angle）にも注意する。これは細胞膜で発生する抵抗を角度で表したものであり，この値が小さくなる（<3.5）と細胞の栄養状態や健康状態が不良と判断する。BIAの測定時には，乾燥している場合に値が算出されないことがある。この場合，水気を帯びたアルコール綿で電極と身体が触れる部分を拭くなどの対応で改善することがある。機種によっては電極を身体にシールなどで張り付けることが可能なものもある。基本的には立位で評価するが，座位や仰臥位で計測可能な機種もある。

　代替評価法としてCTを用いて第3腰椎（L3）レベルの腸腰筋面積で評価する方法，MRIやバイオマーカーによる評価法の研究も進んでいる。EWGSOP2ではCTやMRIを用いた手法が採用されている。今後，日本人にも応用可能な代替手法が登場する可能性は高いが，現行ではDXA，BIAの活用を推奨する。

| 図8 | サルコペニア診断における身体機能の計測方法と参考手法 |

① 5m歩行（通常（快適），最速）

■ **準備するもの：**ストップウォッチ，5mの計測区間と予備路（加速路，減速路は1m以上）の計11mレーン

■ **測定のしかた：**
①体幹が開始線を越えた瞬間から，体幹が終了線を越える瞬間までの時間を計測

■ **教示のしかた：**
通常（快適）「（開始・終了の目印となるコーンからコーンまでの距離を）いつもどおりのスピードで歩いてください」
最速「できるだけ早歩きで歩いてください。ただし，走らないでください」

■ **サルコペニアのカットオフ値：**通常歩行速度が≦0.8 m/秒（≧6.25秒）

② TUG（Timed Up & Go test）

■ **準備するもの：**ストップウォッチ，椅子，3m以上の計測区間

■ **測定のしかた：**
①体が動き出した瞬間から座面に殿部がつくまでの時間を計測

■ **教示のしかた：**
「手を太ももの上に置いた状態から，スタートの合図で立ち上がり，目印で方向転換をして椅子に座ってください」
「方向転換はどちらかでも構いません。座るまでの時間を計測しますので，必ず椅子に座ってください」
「なお，普段どおりのスピードで歩いてください」

■ **サルコペニアのカットオフ値：**AWGSのカットオフ値はなし，EWGSOP2；≧20秒

その他（片足立位時間）

■ **準備するもの：**ストップウォッチ

■ **測定のしかた：**
①指示脚（得意なほう）で計測，検査前に1～2回練習する
②両手は自由な位置で，片足を床から離した状態で行う。立位姿勢は自由
③片足が浮いた時点から，①挙げた足が床につく，②指示脚に触れる，③軸足の位置がずれる，④手が壁などに触れる
　⑤60秒が経過する，まで計測

4-8　サルコペニアをどうスクリーニングするのか？

　サルコペニアのスクリーニング対象者は幅広い。したがって，簡便なスクリーニングを実施し，サルコペニアの潜在的なリスク保持者をいかに見つけ出すのかが重要である。サルコペニアのスクリーニング方法を**図9**にまとめた。サルコペニアの簡易スクリーニングの一つに下腿周囲長がある。下腿周囲長は四肢骨格筋量との関連が報告され，男性34cm未満，女性33cm未満でAWGSの基準で評価した骨格筋量減少のスクリーニングに有用であると報告されている。さらに，下腿周囲長を評価する簡易評価法として「指輪っかテスト」が推奨されている。指輪っかテストは，機器を必要とせずに自身の下腿周囲長を評価する方法である。日本人を対象とした疫学データによると，指輪っかで囲めないほど下腿が太い人と比べ，囲めてしまう場合にサルコペニアのリスクが高まり，隙間ができるほど

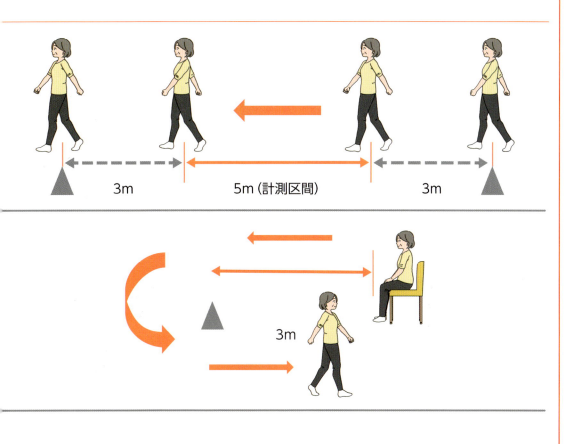

- ■ 教示のしかた：
「立ちやすいほうの足で片足たちを行います」
「浮いた足が床についたり，立っている脚に触れたり，立っている脚の位置がずれたり，何か手で触れたりすると終了です」

- ■ サルコペニアのカットオフ値：特になし，15秒未満で運動器不安定症

　下腿が細い人はさらにリスクが上昇し，要介護や死亡のリスクを高めることもわかっている。指輪っかテストはサルコペニアの簡易スクリーニング法として有用である。

　また，家庭用に開発された安価な体組成計が骨格筋量減少のスクリーニングに有用であると報告されている。一方，機種間の互換性の問題もあり，家庭用体組成計から算出された総筋肉量と体幹筋量を用いた換算式で補正する必要がある。この補正値が骨格筋量減少のスクリーニングに有用であり，地域在住高齢者のサルコペニアのスクリーニング法としては身近な指標の一つである。

　EWGSOP2ではサルコペニアのスクリーニングの重要性が示され，自己記入式質問票SARC-Fを用いることを推奨しているが，SARC-Fは感度が低いという問題もある。また，EWGSOP2において，日本人を対象とした疫学データから開発された年齢と下腿周囲長，握力を用いたスクリーニング法が推奨されており，今後これら簡易スクリーニング法の適応もあると考えるが，現行では下腿周囲長または指輪っかテストが推奨される。

| 図9 | サルコペニアのスクリーニング方法 |

指輪っかテスト

■ **準備するもの**：特になし

■ **測定のしかた**：
①両手の親指と人差し指で指輪っかをつくる
②利き足でないほうのふくらはぎの最も太い部分を、指輪っかでそっと囲む
 ・この時、親指が後ろ側になるようにし、膝は90度直角に
 ・ズボンなどをめくり、肌に直接触れてチェックすることが望ましい
③指輪っかと利き足ではないほうのふくらはぎの太さを比較して、「囲めない」、「ちょうど囲める」、「隙間ができる」で評価

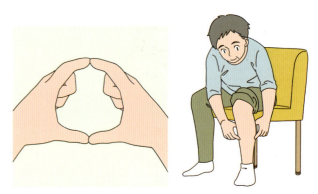

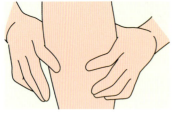
囲めない

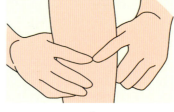
ちょうど囲める

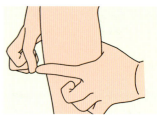
隙間ができる

→ サルコペニア・要介護認定・死亡のリスク

Tanaka T, et al. Geriatr Gerontol Int 2018; 18: 224-232
© 2017 Japan Geriatrics Society. Published by John Wiley and Sons

■ **教示のしかた**：
「親指と人差し指で指輪っかをつくります」
「椅子に座って、利き足でないほうの脚を直角にしてください」
「前かがみになり、ふくらはぎの一番太い部分を、指輪っかの親指が背中側になるように指輪っかでそっと囲んでください」
「指輪っかと比べて、ふくらはぎが囲めないほど太いのか、ちょうど囲めるのか、隙間ができるほどふくらはぎが細いかを確認してください」

■ **サルコペニアのカットオフ値**：「ちょうど囲める」でリスクあり、「隙間ができる」場合は新規発症リスクも高い

下腿周囲長

■ **準備するもの**：メジャー

■ **測定のしかた**：
①座位もしくは仰臥位で計測する
②ふくらはぎの最も太い部分の周囲径をメジャーで計測
③再現性を高めるために浮腫の有無、計測部位も記録する
 ・ズボンなどをめくり、肌に直接触れてチェックすることが望ましい

■ **教示のしかた**：「ふくらはぎの太さを計測します。楽にしていてください」

■ **サルコペニアのカットオフ値**：AWGS基準による骨格筋量の減少；男性＜34cm，女性＜33cm，年齢・握力・下腿周囲径を用いたサルコペニア得点を計算することも可能

その他（SARC-F）

内　容	質　問	スコア
力 (Strength)	4〜5kgのものを 持ち上げて運ぶのが どのくらいたいへんですか	全くたいへんではない＝0 少したいへん＝1 とてもたいへん，または全くできない＝2
歩行 (Assistance in walking)	部屋の中を歩くのが どのくらいたいへんですか	全くたいへんではない＝0 少したいへん＝1 とてもたいへん，補助具を使えば歩ける， または全く歩けない＝2
椅子から立ち上がる (Rise from a chair)	椅子やベッドから移動するのが どのくらいたいへんですか	全くたいへんではない＝0 少したいへん＝1 とてもたいへん，または 助けてもらわないと移動できない＝2
階段を昇る (Climb stairs)	階段を10段昇るのが どのくらいたいへんですか	全くたいへんではない＝0 少したいへん＝1 とてもたいへん，または昇れない＝2
転倒 (Falls)	この1年で何回転倒しましたか	なし＝0 1〜3回＝1 4回以上＝2

Malmstrom TK, Morley JE. J Am Med Dir Assoc 2013; 14: 531-532.
© 2013 American Medical Directors Association, Inc. Published by Elsevier Inc. Reproduced with permission from Elsevier.

■ **サルコペニアのカットオフ値**：EWGSOPでは4点≧で可能性あり，感度が低いため得点がつく場合にはサルコペニアを疑う

その他（家庭用体組成計）

■ **準備するもの**：家庭用体組成計（4点式を推奨）

■ **測定のしかた**：
　①素足で計測，電極部をアルコール綿などで拭いておくとよい
　②4点式では，強く握らず，両手が身体から離れていることを確認する
　③計測中はしゃべらずに計測を終了する

■ **注意点**
　①機種によっては，四肢骨格筋量が出力されていないため，算出する
　②機種間の互換性の問題があり，TANITA社の機種を用いる場合には田中らの換算式*を利用する
　　・推定四肢骨格筋量 (kg) ＝ [0.310×総筋量 (kg)] ＋ [0.350×体幹筋量 (kg)] － [0.477×（女性 1，男性 0）].
　③スクリーニングのため，正確な診断には業務用・医療用の体組成計を用いる

*Tanaka T, et al. Geriatr Gerontol Int 2018; 18: 1579-1580.

■ **サルコペニアのカットオフ値**：AWGS基準による骨格筋量の減少 男性＜7.0kg/m^2，女性＜5.7kg/m^2

5 サルコペニアの有病率は?

POINT

● EWGSOPとIWGSによるサルコペニア判定の定義によれば，地域在住の65歳以上の高齢者の1〜29％がサルコペニアに該当する。

● 施設入所高齢者では14〜33％がサルコペニアに該当し，大規模研究に限ってみるとサルコペニア有病率は6〜12％であった。

● 加齢に伴ってサルコペニアの有病率は上昇し，男性においてその傾向は顕著である。

高齢者においてフレイルの重要な要素かつ中核的な病態としてサルコペニアが知られている。サルコペニアの状態では，骨格筋量減少や筋力低下が認められることに加えて，高齢者の身体機能，臓器予備能，ADLの低下によってフレイル，要介護状態に陥る場合も少なくない。また，サルコペニアの発症・進展に伴い，転倒，歩行速度低下，活動度低下，基礎代謝低下などが認められ，フレイルや要介護状態の進行につながる可能性が高くなる。このように複合的な成因，背景が想定されるサルコペニアでは，高齢者本人の運動機能，身体機能を低下させるばかりでなく，生命予後，ADLを規定し，本人・介護者のQOLを低下させてしまう場合が多く，その診断および対策は重要である。

5-1 サルコペニアの有病率

サルコペニアはRosenbergによって提唱された当初は加齢に伴う骨格筋量減少とされていたが，その後のコホート研究をはじめとする疫学研究などによって，骨格筋量減少に加えて筋力低下や身体機能低下もサルコペニアの概念に含まれるようになってきた。

骨格筋量を指標としたサルコペニアの有病率については，Baumgartnerらにより，米国高齢者883名を対象にDXAを用いた検討が行われた。そこではSMIが健常若年成人の平均値の2SD未満となる割合は，65〜70歳では20％前後，80歳以上では50％以上に認められ，サルコペニアの有病率は加齢に伴い上昇していることが示唆された。また，米国の64〜93歳の地域在住高齢者337名を対象にDXAを用いた検討でも，対象者の22.6％（女性），26.8％（男性）がサルコペニアと判定されたのに対し，80歳以上は対象者の31.0％（女性），52.9％（男性）までそれぞれ増加した。実際，加齢に伴う絶対的な骨格筋量減少は50歳代後半より認められ，主に下半身における筋力低下と関連する。

加齢に伴う筋力低下については，高齢者の膝伸展筋力は健常成人に比べ20〜40％程度の低下が認められ，90歳以上ではいっそう膝伸展筋力の低下が認められた。

従来，サルコペニアの基準に関しては，DXAから求めたSMIが用いられ，健常成人（18〜40歳）におけるSMIの平均値からマイナス2SD未満をサルコペニアとすることが多く，わが国では男性で$6.87kg/m^2$未満，女性で$5.46kg/m^2$未満との報告がある。現在では，サルコペニアの診断では骨格筋量の評価は，DXA，BIAを用いることが推奨されている。

　サルコペニアの定義は，2010年にEWGSOPによりコンセンサスが発表され（**9頁参照**），65歳以上の高齢者を対象として，骨格筋量減少を必須条件に，筋力低下または身体機能低下のどちらかが加われば，サルコペニアと診断する。その後AWGSによるサルコペニアの診断基準や診断アルゴリズムでは，高齢者を対象に握力および歩行速度をまず測定し，握力低下，歩行速度低下の一方あるいは両方を認めた場合に骨格筋量測定を行う手順が示されている（**22頁 図6参照**）。

5-2　サルコペニアの有病率に影響を及ぼす因子

　サルコペニアの有病率は定義や対象者によって異なる。サルコペニアの定義による差異を最小化するためにEWGSOPとIWGS，およびAWGSから国際的なコンセンサス形成のための報告がなされ，EWGSOPの定義に基づくサルコペニア有病率は1〜29％とされた。このなかには日本からの報告も含まれており，サルコペニアの有病率は11〜24％と，アジアにおけるサルコペニアの有病率は比較的高いと報告された。その一方で，最近のアジア人高齢者を対象とした検討では，男性の6〜9％程度，女性の4〜11％程度がサルコペニアと判定され，アジアを含む世界全体のサルコペニア有病率は男性，女性いずれも10％程度であると報告されている。また，日本人4,811名を対象とした大規模調査ではサルコペニア有病率は7.5％とされ，アジアにおいてサルコペニアが特に高いとは必ずしもいえない。

　さらに，サルコペニア有病率に関する最近のシステマティックレビューによると，サルコペニアを骨格筋量減少として捉えた場合の有病率は6〜60％程度であり，歩行速度低下や握力低下を含んだEWGSOPの定義では7〜77％程度であった。いずれにしてもサルコペニア有病率に関しては幅が広いことが明らかとなった。また，サルコペニアの有病率は，対象者の属性によっても大きく異なってくる。施設入所高齢者では，サルコペニアに該当する割合が14〜33％であるのに対し，回復期やリハビリテーション病棟などの障害を有する者が多い場合には，サルコペニアに該当する割合が78％と高くなるとの報告もある。

　こうした点から，サルコペニアの有病率は，定義や対象者の属性によって異なるため特定することが難しい。その一方で，対象者が1,000名以上の大規模研究の結果に基づけば，サルコペニアの有病率は6〜12％であり，おおむねこの程度が代表的な有病率になると考えられる。また，国立長寿医療研究センター・老化に関する長期縦断疫学研究（NILS-LSA）の結果では，65歳以上の高齢者のうち，男性9.6％，女性7.7％がサルコペニアと判定され，同研究結果に基づく日本人高齢者の推計サルコペニア有病者数は男性約376万人，女性約302万人と算出された。

5-3 | 骨格筋量減少・筋力低下・身体機能低下の割合

　AWGSによるサルコペニアの診断基準では骨格筋量減少に加えて，筋力低下かつ/または身体機能低下を伴うこととされているが，先述のNILS-LSAの第7次調査（2010～2012年実施，65歳以上の高齢者949名）では，AWGSのカットオフ値を用いた場合，男性の43%，女性の20%が骨格筋量減少に該当した。また，同研究では男性における骨格筋量減少は加齢に伴って増加が認められた一方で，女性では年齢と骨格筋量減少との関連性は明らかでなかった（**表3**）。筋力低下については，男性の10.0%，女性の21.5%が該当し，骨格筋量減少で認められた男女差とは対照的に加齢に伴い男女ともに筋力低下を認める割合は上昇した。AWGS基準では，身体機能低下の指標として歩行速度が用いられているが，AWGSのカットオフ値（0.8m/秒以下）を用いた場合，男性の5.4%，女性の9.1%が身体機能低下に該当した。同研究によれば，骨格筋量減少の割合は女性に比べて男性で認めやすい一方で，筋力低下や身体機能低下の頻度は男性に比べて女性に多い可能性が示されており，今後サルコペニアの有病率とその性差に関するさらなる知見が期待される。

　超高齢社会を迎えたわが国において，今後サルコペニアの有病率とその性差や地域特性を含めたさらなる研究の推進，発展が期待される。

表3 NILS-LSAにおける年代別サルコペニア・骨格筋量減少・筋力低下・身体機能低下の割合と性差

	例数（%）				p値
	全体	65～74歳	75～84歳	85歳以上	
男性（n=479）					
該当者数	479	266	190	23	
筋力低下	48（10.0%）	6（2.3%）	32（16.8%）	10（43.5%）	<0.0001
身体機能低下	26（5.4%）	6（2.3%）	14（7.4%）	6（26.1%）	<0.0001
骨格筋量減少	207（43.2%）	89（33.5%）	100（52.6%）	18（78.3%）	<0.0001
サルコペニア	46（9.6%）	6（2.3%）	29（15.3%）	11（47.8%）	<0.0001
女性（n=470）					
該当者数	470	258	179	33	
筋力低下	101（21.5%）	31（12.0%）	54（30.2%）	16（48.5%）	<0.0001
身体機能低下	43（9.1%）	8（3.1%）	23（12.9%）	12（36.4%）	<0.0001
骨格筋量減少	95（20.2%）	47（18.2%）	40（22.4%）	8（24.2%）	0.234
サルコペニア	36（7.7%）	13（5.0%）	21（11.7%）	2（6.1%）	0.084

解析対象：NILS-LSA第7次調査（2010年～2012年実施）における65歳以上の高齢者949名。
方　　法：AWGSカットオフ値を用いて判定。筋力低下（握力；男性26kg未満，女性18kg未満），身体機能低下（通常歩行速度：0.8m/秒以下），骨格筋量減少（DXA：男性7.0kg/m²未満，女性5.4kg/m²未満）。
統計解析：Cochran-Mantel-Haenszel検定

Yuki A, et al. J Phys Fitness Sports Med 2015; 4: 111-115. より許可を得て掲載

6 二次性サルコペニアを理解する

POINT

● 二次性サルコペニアとは，加齢以外の原因で生じるサルコペニアで，低活動，栄養摂取不足，疾患（侵襲，悪液質，神経筋疾患など）が原因である。

● サルコペニアの診療では，サルコペニアの原因を2職種以上で考えることが重要である。

● 医原性サルコペニアとは，入院中の不適切な活動制限や栄養管理，医原性疾患が原因のサルコペニアである。

● サルコペニアの予防と治療は原因によって異なり，特に医原性サルコペニアの予防が重要である。

● 全身のサルコペニアのある患者が入院中に摂食嚥下障害を認めた場合，サルコペニアの摂食嚥下障害が疑われる。

　二次性サルコペニアとは，低活動，栄養摂取不足，疾患（侵襲，悪液質，神経筋疾患）など加齢以外の原因で生じるサルコペニアで，そのため高齢者でなくても認めることがある。サルコペニアの診療では，サルコペニアの原因を2職種以上で考えることが，原因に見合った適切な治療を行うために重要である。

6-1　二次性サルコペニアの原因：活動

　活動によるサルコペニアは，活動量が少ないことや無重力などによって生じる廃用性筋萎縮である。入院患者であれば廃用症候群，外来患者であれば社会的フレイルや閉じこもりがちな生活で認めやすい。廃用症候群とは，疾患などのために活動性や運動量の低下した安静状態が続くことで全身の臓器に生じる二次的障害の総称である。安静臥床によって筋肉量は1日約0.5％減少し，筋力は1日0.3〜4.2％減少する。廃用症候群の高齢入院患者の50〜90％に低栄養を認め，廃用症候群は低活動だけではなく低栄養の影響も受けて生じることが多い。

6-2　二次性サルコペニアの原因：栄養

　栄養によるサルコペニアは，エネルギー摂取不足による飢餓で生じる。飢餓はマラスムス型，クワシオルコル型，混合型に分類されるが，日本で認めることがあるのはマラスムス型である。飢餓の場合，体外からのエネルギー供給が不足しているために，体内の糖質，脂質，たんぱく質を分解することで，生存に必要なエネルギーを産生す

る。短期の飢餓では，肝臓のグリコーゲンの分解が行われる。しかし，グリコーゲンは12〜24時間で枯渇するため，その後はたんぱく質と脂質を分解してエネルギーを産生する。生体で最も重要なたんぱく質源は，筋肉である。つまり，飢餓では筋肉のたんぱく質が分解されて，糖原性アミノ酸からグルコースが合成される（糖新生）。

廃用症候群の高齢入院患者の44％に，飢餓（1日のエネルギー摂取量が基礎エネルギー消費量より少ない状態と定義）を認めたという報告がある。また，摂食嚥下障害に対するリハビリテーションを行った入院患者の1日エネルギー摂取量は，中央値が1,159kcal（理想体重1kgあたり21.6kcal）で，25パーセンタイルが648kcal（理想体重1kgあたり13.5kcal）という報告もある。そのため，入院患者では飢餓のことが少なくないといえる。

6-3 二次性サルコペニアの原因：侵襲

侵襲とは生体の内部環境の恒常性を乱す可能性がある刺激であり，手術，外傷，骨折，急性感染症，熱傷など急性炎症で生じる。侵襲下の代謝変化は傷害期，異化期，同化期に分けられる。異化期では筋肉のたんぱく質や脂肪の分解が亢進し，治癒反応へのエネルギーが供給される。重症疾患など高度の侵襲では1日に1kgの筋肉が分解して減少することがある。一方，同化期では筋肉のたんぱく質や脂肪の分解が減少し，合成が優位に行われる。ただし，筋肉量を増やすためには適切な栄養療法と運動療法の併用が必要である。

廃用症候群の高齢入院患者の83％に侵襲を認めたという報告がある。また，急性期病院入院時はサルコペニアでなかった患者のうち退院時には14.7％にサルコペニアを認めたという報告もある。入院中に新たに生じるサルコペニアの主な原因は侵襲であると考える。

6-4 二次性サルコペニアの原因：悪液質

悪液質とは併存疾患に関連する複雑な代謝症候群で，筋肉の喪失が特徴である。脂肪は喪失することもしないこともある。顕著な臨床的特徴は成人の体重減少（水分管理を除く），小児の成長障害（内分泌疾患を除く）である。食思不振，炎症，インスリン抵抗性，筋たんぱく質崩壊の増加がよく関連している。飢餓，加齢に伴う筋肉喪失，うつ病，吸収障害，甲状腺機能亢進症とは異なる。悪液質の原因疾患には，がん，慢性感染症（結核，エイズなど），慢性心不全，慢性腎不全，慢性呼吸不全，慢性肝不全，関節リウマチなどの膠原病などがある。悪液質の診断基準を表4に，がん悪液質のステージ別診断基準を表5に示す。どちらの診断基準でも，悪液質＝エンドオブライフではないことに留意する。がん悪液質では，不応性悪液質＝エンドオブライフである。

廃用症候群の高齢入院患者の30％に悪液質を認め，悪液質があると退院時のADLの自立度が低いという報告がある。腎臓領域では，悪液質という用語よりprotein energy wasting（PEW）が使用されることが多い。PEWとは，たんぱく質とエネルギー

表4	悪液質の診断基準

以下の2つは必要条件

- 悪液質の原因疾患の存在
- 12ヵ月で5%以上の体重減少
  （もしくはBMI 20kg/m² 未満）

上記の2つに加えて，
以下の5つのうち3つ以上が該当

① 筋力低下
② 易疲労
③ 食思不振
④ 骨格筋量減少
⑤ 生化学検査値異常
　（a, b, cのいずれか）
　　a) 炎症亢進：CRP＞0.5mg/dL,
　　　IL-6＞4.0pg/mL
　　b) Hb＜12.0g/dL
　　c) Alb＜3.2g/dL

Evans WJ, et al. Clin Nutr 2008; 27: 793-799.
© 2008 Elsevier Ltd and European Society for Clinical Nutrition and Metabolism. Reproduced with permission from Elsevier

表5	がんの前悪液質・悪液質・不応性悪液質の診断基準

前悪液質

- 6ヵ月で5%未満の体重減少
- 食思不振や代謝変化を認めることがある

悪液質

- 6ヵ月で5%以上の体重減少
  （BMI 20kg/m² 未満かサルコペニアのときは2%以上の体重減少）
- 食事量減少や全身炎症を認めることが多い

不応性悪液質

以下の6項目すべてに該当する場合
① 悪液質の診断基準に該当
② 生命予後が3ヵ月未満
③ Performance status が3か4
④ 抗がん治療の効果がない
⑤ 異化が進んでいる
⑥ 人工的栄養サポートの適応がない

Fearon K, et al. Lancet Oncol 2011; 12: 489-495. より作表

源（体たんぱく質と体脂肪）の蓄積が減少した状態である。PEWの診断基準を**表6**に示す。

6-5 二次性サルコペニアの原因：神経筋疾患など

　多発性筋炎，筋萎縮性側索硬化症，パーキンソン症候群といった神経筋疾患や，甲状腺機能亢進症，薬剤副作用なども二次性サルコペニアの原因となる。サルコペニアの診療では，診断されていない神経筋疾患などが存在する可能性も疑うことが重要である。患者本人がサルコペニアだと訴えて受診する場合，実際には神経筋疾患のことが少なくない。

6-6 医原性サルコペニア

　医原性サルコペニアとは，①病院での不適切な安静や禁食が原因の活動によるサルコペニア，②病院での不適切な栄養管理が原因の栄養によるサルコペニア，③医原性疾患によるサルコペニアである。医原性サルコペニアは「水電解質輸液のみなどの不適切な栄養管理」で生じやすい。

　急性期病院入院中に新たに生じるサルコペニアのもう1つの主な原因は医原性サルコペニアであると考える。そのため入院後2日以内に適切な評価を行ったうえで早期離床，

| 表6 | Protein Energy Wasting（PEW）の診断基準 |

カテゴリー	該当項目
生化学的検査	・血清アルブミン＜3.8g/dL（BCG法） ・血清プレアルブミン（トランスサイレチン）＜30mg/dL（維持透析患者のみ，CKD stage 2～5の患者ではGFRによって数値が異なる） ・総コレステロール＜100mg/dL
体格検査	・BMI＜23kg/m^2（アジア人ではより低いBMIが望ましい） ・意図しない体重減少：3ヵ月で5％以上または6ヵ月で10％以上 ・体脂肪率＜10％
骨格筋量	・筋肉消耗：骨格筋量減少が3ヵ月で5％以上または6ヵ月で10％以上 ・上腕筋周囲面積減少（基準値の50パーセンタイルに対して10％以上の減少） ・クレアチニン出現率
食事摂取量	・意図しないたんぱく質摂取量低下：少なくとも2ヵ月以上，透析患者では0.8g/kg理想体重/日未満，CKD stage 2～5の患者では0.6g/kg理想体重/日未満 ・意図しないエネルギー摂取量低下：少なくとも2ヵ月以上，25kcal/kg理想体重/日未満

上記の4カテゴリー中，1項目でも該当するカテゴリーが3つ以上ある場合，PEWと診断する。
理想的には2～4週間の間隔を空けて，少なくとも3回は評価すべきである。

Fouque D, et al. Kidney Int 2008; 73: 391-398.
© 2008 International Society of Nephrology. Published by Elsevier Inc. Reproduced with permission from Elsevier

早期経口摂取，早期からの適切な栄養管理を行うことが，医原性サルコペニアの予防に重要である。

6-7 サルコペニアの摂食嚥下障害

　サルコペニアの摂食嚥下障害とは，全身および嚥下関連筋の筋肉量減少，筋力低下による摂食嚥下障害である。入院前には摂食嚥下障害を認めなかった高齢入院患者で入院後2日間以上，禁食となった患者を対象に摂食嚥下障害の新規発生をみた研究では，

26％に摂食嚥下障害を認め，その全員に全身のサルコペニアを認めた。全身のサルコペニアのある患者が入院中に摂食嚥下障害を認めた場合，サルコペニアの摂食嚥下障害が疑われる。その主な原因は，侵襲と医原性サルコペニアであると考える。

診断には，サルコペニアの摂食嚥下障害診断フローチャートが有用である（図10）。摂食嚥下障害に対するリハビリテーションを行った入院患者のうち，32％がサルコペニアの摂食嚥下障害の可能性が高い・可能性があると診断されたとの報告がある。日本サルコペニア・フレイル学会，日本摂食嚥下リハビリテーション学会，日本リハビリテーション栄養学会，日本嚥下医学会の4学会によって，「サルコペニアと摂食嚥下障害」のポジションペーパー*が作成された。

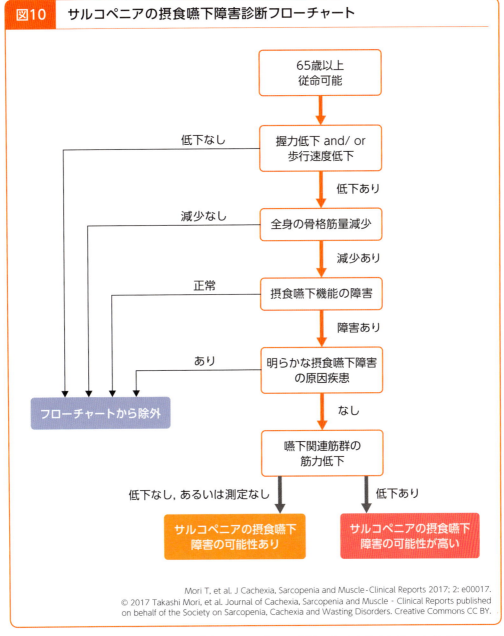

図10 サルコペニアの摂食嚥下障害診断フローチャート

Mori T, et al. J Cachexia, Sarcopenia and Muscle - Clinical Reports 2017; 2: e00017.
© 2017 Takashi Mori, et al. Journal of Cachexia, Sarcopenia and Muscle - Clinical Reports published on behalf of the Society on Sarcopenia, Cachexia and Wasting Disorders. Creative Commons CC BY.

*ポジションペーパー：Fujishima I, et al. Geriatr Gerontol Int 2019 Jan 9.
https://onlinelibrary.wiley.com/doi/full/10.1111/ggi.13591

7 薬物治療に伴うサルコペニア

POINT

● 多剤服用はサルコペニアのリスクであり, 特に5〜6種類以上がハイリスクである。

● 薬剤起因性老年症候群としてのサルコペニアに注意する。特にふらつき・転倒, 排尿障害・尿失禁, 食欲低下がある場合に考慮すべきである。

● ベンゾジアゼピン系薬物と抗コリン系薬物がサルコペニアを含む多くの有害事象の原因である。

● 副腎皮質ステロイドとmTOR阻害薬もサルコペニアをきたす薬剤として注目されている。

● サルコペニア予防をも考慮して高齢者に適した慢性疾患の管理と薬物療法を行う。

サルコペニアは生活習慣病などの疾患の合併症（二次性サルコペニア）である場合も多く, ポリファーマシー（polypharmacy）と関連が深い。生活習慣病に対する薬物療法がサルコペニアを予防する可能性が指摘されている一方で, ポリファーマシーは相互作用や各薬剤の影響によってサルコペニアを促進することが知られている。したがって, 職種にかかわらずポリファーマシーを改善・解消するべく服用薬の適正化を図らなければならない。

7-1 高齢者のポリファーマシー

高齢患者はいくつもの疾患や症候を有するため, ポリファーマシーになりやすい。全国の保険薬局における処方調査（厚生労働省. 平成28年社会医療診療行為別統計）の結果では, 75歳以上の約1/4が7種類以上, 4割が5種類以上の薬剤を処方されていた。ポリファーマシーには, 薬物相互作用および処方・調剤の誤りや飲み忘れ・飲み間違いの発生率増加に関連した薬物有害事象の増加のほかに, 薬剤費の増大, 服用する手間やQOL低下という問題がある。有害事象の発生は薬剤数にほぼ比例して増加するが, 6種類以上が入院患者の有害事象全般, 5種類以上が通院患者の転倒リスクと関連するため（図11）, 5〜6種類以上をポリファーマシーの目安とするのが妥当であろう。ただ, 最近は, 「複数の薬剤を併用することに伴う諸問題」をポリファーマシーとする考え方に変化してきており, 多剤服用とポリファーマシーを使い分ける場合もある。3種類でも問題があればポリファーマシーであり, 10種類でも問題がなければ該当しないともいえる。要するに数は目安で, 本質的にはその中身が

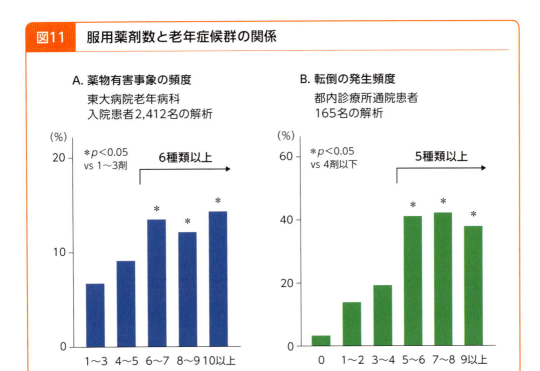

図11 服用薬剤数と老年症候群の関係

日本老年医学会, 日本医療研究開発機構研究費・高齢者の薬物治療の安全性に関する研究研究班 編集. 高齢者の安全な薬物療法ガイドライン2015. より許可を得て掲載

重要である。

多病が高齢者におけるポリファーマシーの主因であり、特別な配慮をしなければポリファーマシーを回避することは難しい。エビデンスの妥当性、対症療法の効果、非薬物療法など、処方に際して見直す点はいくつもある。特に、個々の病態や日常生活機能、生活環境、患者の意思・嗜好に基づいて処方薬の優先順位を決めることが重要である。

7-2 薬剤起因性老年症候群としてのサルコペニア

高齢者の薬物有害事象は、アレルギー症状や薬剤性腎障害・肝障害としてよりも老年症候群として現れることが多く、薬剤起因性老年症候群と呼ばれる。ふらつき・転倒、抑うつ、記憶障害、せん妄、食欲低下、便秘、排尿障害・尿失禁などが代表的であり(表7)、薬物とは関係なく高齢者によくみられる症状であるため、薬剤性と気付きにくく発見が遅れることが特徴である。そして、ここにあげた老年症候群はいずれもサルコペニアと密接な関係がある。

ふらつき・転倒と排尿障害・尿失禁はサルコペニアの代表的表現形かつアウトカムである。上記のように5種類以上の多剤服用は転倒リスクを増大させる。排尿調節筋の萎縮は排尿障害・尿失禁の直接的原因となり、下肢筋力低下はトイレまでの移動と排尿動作が遅いために機能性尿失禁の原因となる。抑うつと記憶障害は廃用性筋萎縮

表7　薬剤起因性老年症候群と主な原因薬剤

症候	薬剤
ふらつき・転倒	降圧薬(特に中枢性降圧薬,α遮断薬,β遮断薬),睡眠薬,抗不安薬,抗うつ薬,てんかん治療薬,抗精神病薬(フェノチアジン系),パーキンソン病治療薬(抗コリン薬),抗ヒスタミン薬(H₂受容体拮抗薬含む),メマンチン
記憶障害	降圧薬(中枢性降圧薬,α遮断薬,β遮断薬),睡眠薬・抗不安薬(ベンゾジアゼピン),抗うつ薬(三環系),てんかん治療薬,抗精神病薬(フェノチアジン系),パーキンソン病治療薬,抗ヒスタミン薬(H₂受容体拮抗薬含む)
せん妄	パーキンソン病治療薬,睡眠薬,抗不安薬,抗うつ薬(三環系),抗ヒスタミン薬(H₂受容体拮抗薬含む),降圧薬(中枢性降圧薬,β遮断薬),ジギタリス,抗不整脈薬(リドカイン,メキシレチン),気管支拡張薬(テオフィリン,アミノフィリン),副腎皮質ステロイド
抑うつ	中枢性降圧薬,β遮断薬,抗ヒスタミン薬(H₂受容体拮抗薬含む),抗精神病薬,抗甲状腺薬,副腎皮質ステロイド
食欲低下	非ステロイド性抗炎症薬(NSAID),アスピリン,緩下剤,抗不安薬,抗精神病薬,パーキンソン病治療薬(抗コリン薬),選択的セロトニン再取り込み阻害薬(SSRI),コリンエステラーゼ阻害薬,ビスホスホネート,ビグアナイド
便秘	睡眠薬・抗不安薬(ベンゾジアゼピン),抗うつ薬(三環系),過活動膀胱治療薬(ムスカリン受容体拮抗薬),腸管鎮痙薬(アトロピン,ブチルスコポラミン),抗ヒスタミン薬(H₂受容体拮抗薬含む),αグルコシダーゼ阻害薬,抗精神病薬(フェノチアジン系),パーキンソン病治療薬(抗コリン薬)
排尿障害・尿失禁	抗うつ薬(三環系),過活動膀胱治療薬(ムスカリン受容体拮抗薬),腸管鎮痙薬(アトロピン,ブチルスコポラミン),抗ヒスタミン薬(H₂受容体拮抗薬含む),睡眠薬・抗不安薬(ベンゾジアゼピン),抗精神病薬(フェノチアジン系),トリヘキシフェニジル,α遮断薬,利尿薬

厚生労働省「高齢者の医薬品適正使用の指針(総論編)」より引用

と食欲低下を介して，便秘は食欲低下を介して，食欲低下は栄養摂取不足によりサルコペニアの原因となる。

7-3 サルコペニアの原因となる薬物

表7に示した薬物がサルコペニアの原因となる薬物であり，その多くは「高齢者の安全な薬物療法ガイドライン2015」にある「特に慎重な投与を要する薬物のリスト」に含まれている。同リストの詳細は日本老年医学会ホームページ（https://www.jpn-geriat-soc.or.jp/info/topics/pdf/20170808_01.pdf）にも掲載されているので参照いただきたい。これらの薬物の薬理作用を理解していれば，効果の裏返しとしての有害事象を想像することは難しくない。

サルコペニアの原因となる代表的薬物として，ベンゾジアゼピン系睡眠薬・抗不安薬と抗コリン系薬物があげられる。ベンゾジアゼピンには中枢神経抑制による食欲低下と筋弛緩作用がある。神経伝達物質であるアセチルコリンの生理作用を考えれば，それに拮抗する抗コリン系薬物が中枢神経や自律神経系を介してさまざまな側面からサルコペニアに悪影響を及ぼすことは明らかである（表8）。その他にも，神経系を介してあるいは消化管への作用を介して食欲低下に作用する薬物がサルコペニアの原因となる。

アンドロゲンとビタミンDのサルコペニアに対する効果に関心が集まる一方で，同様にステロイド骨格をもつ副腎皮質ステロイドの過剰は筋力・骨格筋量を低下させることがよく知られている。たとえば，副腎皮質ステロイドが過剰に分泌される病態であるクッシング症候群では，中心性肥満とともに四肢の筋萎縮，つまりサルコペニア肥満を呈する。自己免疫性疾患の治療目的に副腎皮質ステロイドを投与した場合にも骨格筋量減少が起きるため，用量や投与期間とともに治療薬の選択について慎重になるべきである。

ラパマイシンなどのmTOR阻害薬は免疫抑制剤として用いられるが，細胞増殖抑制作用も有し，筋萎縮をもたらす。mTOR阻害薬の筋萎縮作用に関する臨床研究については最近報告されるようになったところである。がん患者や移植患者などに対して日本でも使用が増えつつあるが，注意深く観察する必要がある。

以上のように，薬物が標的臓器以外にも作用をもたらす可能性を常に考慮し，新たな

表8 抗コリン系薬物のサルコペニアに対する影響
● 認知機能低下：食欲低下，廃用性筋萎縮
● 唾液分泌低下：味覚・食欲の低下
● 嚥下機能低下：摂食量低下
● 消化管運動抑制：便秘などによる腹満感から食欲低下
● 神経筋接合部機能の低下

症候がみられる場合にはまず有害事象を念頭に置いた問診・診察と検査を進めることが重要である。

7-4 サルコペニアを回避するための慢性疾患管理

　糖尿病や高血圧などの生活習慣病はサルコペニアの危険因子であるため、少なくとも中高年期はその厳密な管理に努めることが重要である。しかし、高齢期、特に75歳以上で生理的予備能が低下した状態になると厳密な管理に伴う有害事象がむしろサルコペニアを招くことに注意が必要である。

　高齢者糖尿病では重症低血糖を起こすと、その後認知症を発症するリスクが上昇することから、高齢者糖尿病ではとにかく低血糖を避けるべきという考えが世界的なコンセンサスとなり、そのためのガイドライン作りが進んだ。日本でも高齢者糖尿病の治療向上のための日本糖尿病学会と日本老年医学会の合同委員会から「高齢者糖尿病の血糖コントロール目標2016」が発表され、認知機能とADLに応じて管理目標を緩くすることが推奨されている。実際,サルコペニアやフレイルの高齢者では低血糖のリスクが高まる。低血糖はときに体重増加（糖質過剰摂取による体脂肪の増加）をもたらすが、臨床的エビデンスは十分でないものの、一般的には骨格筋量減少に寄与すると考えられる。

　高血圧についても過降圧による有害事象のリスクを回避することが必要である。降圧薬の使用は特に開始後1ヵ月半の転倒リスクが高いため、サルコペニアでは注意が必要であり、緩徐な降圧を心がける。リハビリテーションやデイサービスでは、その日の血圧が高いからという理由で取りやめになることがしばしばあるが、むしろ低いことを問題にするべきケースも多い。

　その他にも高齢者の慢性疾患には管理上の問題がある。まず認知機能障害や視力障害・難聴などによるコミュニケーション能力低下に関連した服薬やインスリンなどの注射の管理不良である。フレイルやサルコペニアでも服薬管理能力は低下しやすいが、過度な血圧や血糖の変動により転倒などの有害事象が発生するのを防ぐためにも、服薬遵守を図り、一定の管理基準を守るべきである。続いて、生活習慣病管理の基盤である食事や運動の問題、さらには状況把握の困難、非協力的態度なども管理の阻害要因となる。

　対応としては、①処方の簡便化；種類・薬剤数・服用回数をなるべく少なくする。②介護者による管理；介護負担を考えて、やはりなるべく単純な処方で、服薬時間も介護者の都合に合わせる。たとえば、介護者が日中に仕事がある場合は夕食後に、独居でヘルパー頼みの場合は昼食後に、といった工夫を考える。③一包化、剤形；軽度認知障害（MCI）レベルであれば一包化によりアドヒアランス改善が期待できる。口腔内崩壊錠やゼリーは嚥下困難、服薬拒否に、貼付剤はさらに服薬管理上も一定の効果が期待できる。

　サルコペニアには現時点で有効な薬物療法が存在しない一方で、表7に示したような薬物はしばしばサルコペニアあるいはその増悪の原因となる。疾患を治療するために使用される薬物であるが、ポリファーマシーによる相互作用のリスクも含めて、その害が益を上回るケースが高齢者では多くなることを念頭に置き、常に薬物療法を見直す必要があることを強調したい。

8 サルコペニアに対する栄養療法：予防から治療まで

POINT

- 食事によるたんぱく質摂取は筋肉の維持にはきわめて重要である。
- 高齢者の栄養不足，特に不十分なたんぱく質摂取はサルコペニアのリスクである。
- アミノ酸のなかで分岐鎖アミノ酸，特にロイシンには筋肉の強いたんぱく質同化刺激作用が存在する。
- 高齢者の骨格筋ではたんぱく質同化抵抗性があり，同化を開始するのに若年者よりも高濃度のアミノ酸が必要である。
- HMBやビタミンDもサルコペニアに対する介入効果がある可能性がある。

8-1 サルコペニアのメカニズム，特に栄養不足との関連

サルコペアにはEWGSOPが提唱した一次性と二次性に分けることができる。個々のサルコペニアにはそれぞれの発症メカニズムが存在するが，栄養に関してはそれぞれのメカニズムの根底にあり，共通に重要である。

1) 一次性サルコペニアの要因，特に栄養不足との関連

一般に加齢とともに骨格筋は筋線維数の減少だけではなく，一つ一つの筋線維自体も萎縮する。筋線維の萎縮または肥大はその筋線維内のたんぱく質量に依存している。実際，筋肉のdry weightの88%がたんぱく質で構成されている。すなわち，筋肉たんぱく質の合成（同化）が増加し，分解（異化）が抑制されれば理論上筋肉は肥大し，逆に分解が亢進し，合成が抑制されれば筋肉は萎縮する（図12）。

2) たんぱく質，アミノ酸

たんぱく質は三大栄養素（エネルギーを含む栄養素）の一つであり，ヒトが生きていくうえで不可欠である。たんぱく質は20種類のアミノ酸の集合体であり，食事から摂取したたんぱく質は消化管で分解されアミノ酸となり小腸より吸収される。アミノ酸には動物が体内で合成できない必須アミノ酸と合成可能な非必須アミノ酸がある。さらに必須アミノ酸にはロイシン，イソロイシンおよびバリンの3種類の分岐（分枝）鎖アミノ酸（branched chain amino acids：BCAA）が存在する。BCAA，特にロイシンにはたんぱく質同化促進作用と筋たんぱく質崩壊を抑制する効果がある。

3) たんぱく質とサルコペニア

筋肉たんぱく質はさまざまな状況下で分解するため，筋肉量を維持するためには筋

細胞内でのたんぱく質合成が必須である。筋肉たんぱく質の合成にはその原料となるアミノ酸が必須であり，さらにその上流にあるたんぱく質の摂取が必須である。また必須アミノ酸，特に分岐鎖アミノ酸のロイシンは直接筋肉細胞に働き，筋たんぱく質合成シグナルを促進する作用がある。加齢とともに摂取したたんぱく質が効率的に吸収されなくなるのではないか，との報告も以前は認められたが，現在では多くの健康な高齢者では若年者と同様に，摂取したたんぱく質は消化管で分解，吸収され，加齢の影響は疾病を合併していないかぎりあまりないことが報告されている。一方，加齢とともにたんぱく質摂取に対して筋肉のたんぱく質同化反応の感受性が低下している（図13）。すなわち，同じ量のたんぱく質，またはアミノ酸を摂取しても，高齢者では筋肉でのたん

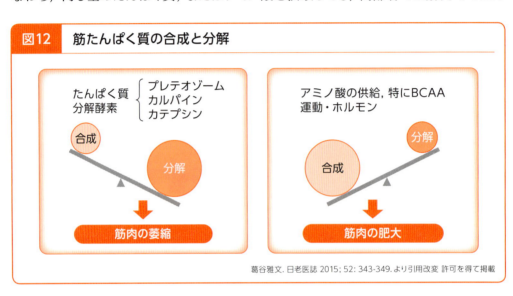

図12 筋たんぱく質の合成と分解

葛谷雅文. 日老医誌 2015; 52: 343-349. より引用改変 許可を得て掲載

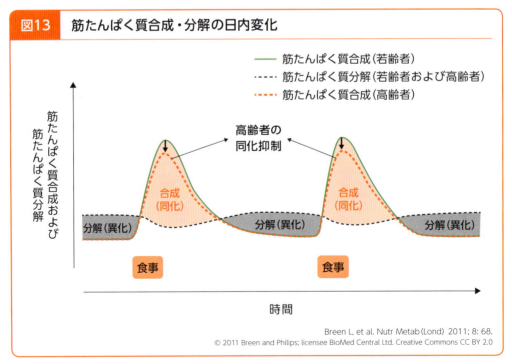

図13 筋たんぱく質合成・分解の日内変化

Breen L, et al. Nutr Metab (Lond) 2011; 8: 68.
© 2011 Breen and Philips; licensee BioMed Central Ltd. Creative Commons CC BY 2.0

ぱく質合成が低下している（たんぱく質同化抵抗性）。

　たんぱく質摂取量が骨格筋維持に重要である証拠は多くの疫学研究から明らかである。前向き研究でたんぱく質摂取量が少ないと骨格筋量減少につながることが報告されている。高齢者の食事調査よりエネルギーで調整された総たんぱく質摂取量を五分位に分け，その後3年間の除脂肪体重（筋肉量）の変化を検討したところ，総たんぱく質摂取量が少ないほど筋肉量減少が大きかった（図14）。「日本人の食事摂取基準（2015年版）」では，高齢者（70歳以上）のたんぱく質推奨量（ある母集団の97〜98％の人において，1日の必要量を満たすと推定される摂取量）を1.06g/kg体重/日とし，成人の0.9g/kg体重/日より高く設定している。ただ，この推奨量はあくまでも健康な高齢者が健康を維持するために必要な最低量として捉えるべきであり，サルコペニアのリスクがある対象者，筋肉たんぱく質の分解が亢進している場合（炎症などの存在），すでにサルコペニアに陥っている対象者はこのたんぱく質摂取量では不足する可能性が高く，1.2〜1.5g/kg体重/日程度が必要とされている。

4）アミノ酸とサルコペニア

　分岐鎖アミノ酸，特にロイシンの供給は筋肉細胞に直接働いてたんぱく質合成を刺激する。ロイシンによる介入の多くは体たんぱく質合成を増加し，除脂肪体重を増加する。ロイシンはmTOR経路を介してたんぱく質同化作用を示す（図15）。アミノ酸以外の筋たんぱく質合成を誘導するホルモン（インスリン，IGF-1）ならびに運動もすべてこのmTORを経由して同化を促進する（図15）。

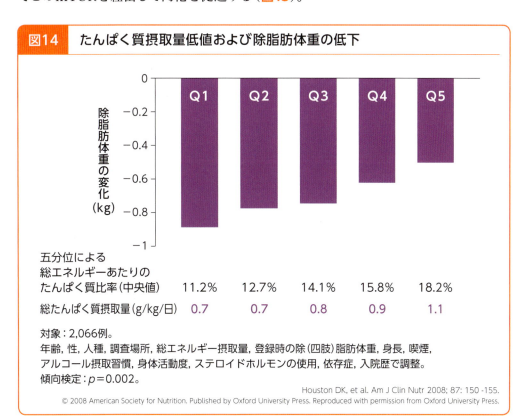

図14　たんぱく質摂取量低値および除脂肪体重の低下

対象：2,066例。
年齢, 性, 人種, 調査場所, 総エネルギー摂取量, 登録時の除（四肢）脂肪体重, 身長, 喫煙, アルコール摂取習慣, 身体活動度, ステロイドホルモンの使用, 依存症, 入院歴で調整。
傾向検定：$p=0.002$。

Houston DK, et al. Am J Clin Nutr 2008; 87: 150 -155.
© 2008 American Society for Nutrition. Published by Oxford University Press. Reproduced with permission from Oxford University Press.

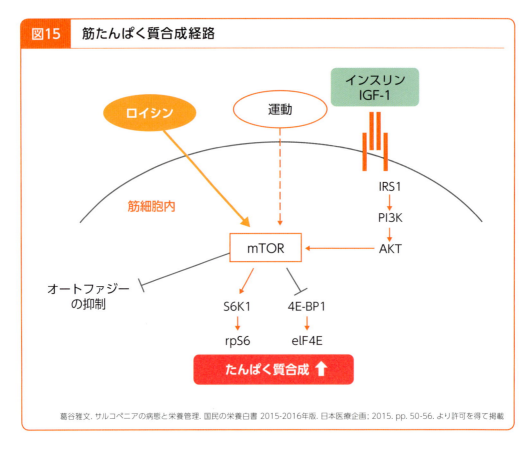

図15 筋たんぱく質合成経路

葛谷雅文. サルコペニアの病態と栄養管理. 国民の栄養白書 2015-2016年版. 日本医療企画; 2015. pp. 50-56. より許可を得て掲載

　一方，高齢者ではたんぱく質同化抵抗性があり，若年者と比較してロイシンのたんぱく質同化作用が低下し，同じ量のロイシンを摂取しても高齢者の骨格筋は若年者と比較しmTORならびにその下流のS6Kの経路の活性化が低下している。これを説明する理論として，筋肉内にアミノ酸の同化を開始する閾値が存在し，高齢者ではこの閾値が上にシフトしているという考え方がある (anabolic threshold concept, 図16)。高齢者の同化抵抗性を払拭するにはこの閾値を下げるか，この閾値を超えるだけの筋肉周囲のアミノ酸濃度を上げる必要がある。実際に高齢者においても十分量のロイシンに対してはたんぱく質同化作用が誘導され，筋肉たんぱく質の合成に傾く。高齢者では筋肉での同化反応を開始するには2.2gを超えるロイシンの摂取が必要であり，これを達成するには毎食25g以上の良質なたんぱく質の摂取が望まれる。一方，上記の閾値を下げるには運動が効果的である可能性が報告されている。

8-2　その他の栄養とサルコペニア

1) β-hydroxy-β-methylbutyrate (HMB)

　HMBはロイシンの代謝産物である。ロイシンはまず骨格筋内でα-ケトイソカプロン酸 (KIC) に変換され，筋肉から血中に放出される。KICの多くは肝臓で脱炭酸化されてイソバレリル-CoAに転換され，さらにはアセチル-CoAとケトン体に転換され

る。一方，KICの5～10％は細胞質に存在するKIC二酸素添加酵素によりHMBに転換される。

　HMBには種々の効果が存在するが，主要な効果は筋肉におけるたんぱく質同化反応の亢進ならびに異化反応の抑制である。その効果はロイシンより強力である。HMBはmTORシステムを介してたんぱく質合成を促進する。なお，十分ではないが高齢者のサルコペニアに対しては筋肉量の低下を予防するとの報告が複数ある。

2) ビタミンD

　血中ビタミンD濃度とサルコペニアとの関連は横断的のみならず縦断的研究でも報告されている。複数の観察研究で血中25-ヒドロキシビタミンD濃度が50nmol/L未満であると，身体機能や筋力を低下させ，転倒および骨折のリスクが高いことが報告されている。しかし，介入研究の結果は必ずしも一致していない。いくつかの介入試験の結果，ビタミンD欠乏に対する10～20μg/日のビタミンDの補充は身体機能や筋力を向上させ，転倒のリスクを下げるが，ビタミンDが不足していない（血中25-ヒドロキシビタミンDが50nmol/L以上）対象者や筋力が低下していない対象者に対して，ビタミンDの効果はあまり期待できない。

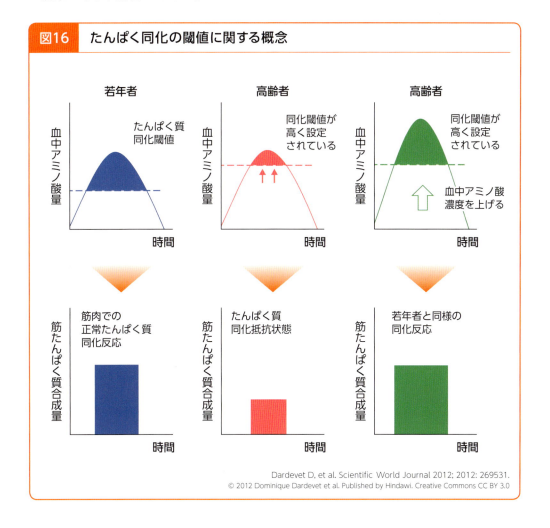

図16　たんぱく同化の閾値に関する概念

Dardevet D, et al. Scientific World Journal 2012; 2012: 269531.
© 2012 Dominique Dardevet et al. Published by Hindawi. Creative Commons CC BY 3.0

9 サルコペニアに対する栄養療法：食品別目安量，必要量の算出

POINT

- 良質なたんぱく質とは，必須アミノ酸バランスがよく，生体内での利用効率が良好なたんぱく質のことであり，魚，肉，卵，大豆，牛乳に代表される。
- 摂取したたんぱく質（アミノ酸）が十分に骨格筋合成に利用されるためには，炭水化物や脂質から十分なエネルギーを摂取する必要があり，アミノ酸有効利用のためのエネルギーバランスの指標としてNPC/N比がある。
- 体重増加を目標とする場合，エネルギー必要量の算出はリハビリテーションやトレーニングによる消費量に加え蓄積量も加味したエネルギー設計が必要である。
- リハビリテーションやトレーニングによる消費エネルギーは，運動強度（メッツ）×運動実施時間（h）×体重（kg）で求める。
- 体重1kg増加には約7,000kcalが必要である。

9-1 良質たんぱく質と栄養バランスのよい食事

　20種のアミノ酸で構成されるたんぱく質は多くの食品に含まれているが，骨格筋合成を効率的に行うには，良質なたんぱく質，すなわち必須アミノ酸バランスのよい

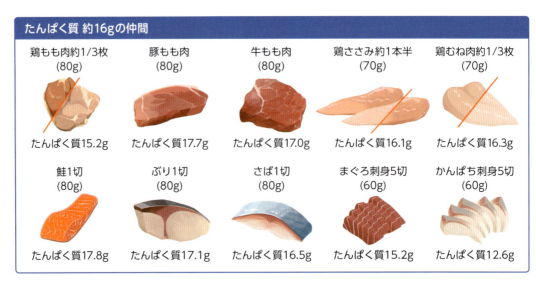

図17　主な食品のたんぱく質の量（おおよその量で3つに分類）

参考：文部科学省. 日本食品標準成分表 2015年版

たんぱく質を摂取する必要があり，主なものは「魚，肉，卵，大豆，牛乳・乳製品」である。また，たんぱく質のみ充足すればよいというわけではなく，炭水化物や脂質などから十分なエネルギーを摂取することで，たんぱく質が効率的に骨格筋合成に利用されるようになる（エネルギーのたんぱく質節約作用）。さらに，ビタミンやミネラルなどの微量栄養素の多くは代謝の補酵素として働く。

　栄養バランスの整った食事は多くの栄養素を充足しやすく，特に主食・主菜・副菜のそろった日本食は，塩分過多になりやすいという点に注意すれば，バランスのよい食事である。また，日本人は乳製品の摂取量が少ないため，1日のうち少なくとも1食は乳製品を取り入れたい。特にたんぱく質が不足しやすい朝食に摂るようにするとよい。主食には炭水化物，主菜にはたんぱく質，副菜にはビタミン・ミネラルが多く含まれる。一般的に，主食（穀類）は毎食たべる者が多く，これらの食品からもたんぱく質を摂取しているが，米や小麦などの穀類は必須アミノ酸バランスが良好ではないため，良質なたんぱく質と組み合わせる必要がある。

9-2　食事中たんぱく質量の計算
―簡易的におおよその量を把握する

　食品に含まれるたんぱく質は，主菜として1回に食べる量を目安に3つに分類して考えると計算がしやすい（図17）。主食から摂取するたんぱく質を加えれば1日のおおよその摂取量（献立の目安量）を計算することができる（表9）。また，バランスのよい食事では，野菜は1日350g，果物は1日200g前後を目安にするが，それぞれに含まれているたんぱく質は，野菜で約5g，果物で約1gである。1日の調理に用い

たんぱく質 約6gの仲間

卵1個 (可食部50g)	納豆1パック (40g)	木綿豆腐 100g	シーチキン35g (1/2缶)	牛乳180mL (コップ1杯)	ヨーグルト2個 (80g×2)
たんぱく質6.2g	たんぱく質6.6g	たんぱく質6.6g	たんぱく質6.2g	たんぱく質5.9g	たんぱく質5.8g

たんぱく質 約4gの仲間

プロセスチーズ1枚(18g)	ロースハム2枚(13g×2)	絹ごし豆腐100g	かまぼこ2切(15g×2枚)	ちくわ1本(30g)
たんぱく質4.1g	たんぱく質4.3g	たんぱく質4.9g	たんぱく質3.6g	たんぱく質3.7g

表9　主食に含まれるたんぱく質の量

主食となるもの	たんぱく質の量	一般的な1食分の量
米飯(炊飯後)	約2.5g/100gあたり	茶碗1杯(小)＝150g 茶碗1杯(中)＝200g
全がゆ	約1.3g/100gあたり	
食パン	約6.5g/6枚切1枚あたり	
うどん(茹で)	約2.5g/100gあたり	茹でうどん1玉＝250g
そば(茹で)	約5.0g/100gあたり	茹でそば1玉＝160g
スパゲッティ(茹で)	約5.0g/100g	1人前(茹で)＝250g ※乾麺で100gに相当

参考：文部科学省. 日本食品標準成分表2015年版

図18　たんぱく質70g/日の例

主食(朝, 昼, 夕で表示)

朝	食パン(6枚切)1.5枚	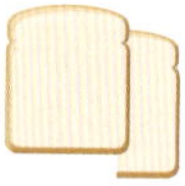	たんぱく質9.8g
昼	ごはん150g		たんぱく質3.8g
夕	ごはん150g		たんぱく質3.8g

主菜(朝, 昼, 夕で表示)

朝	たまご1個	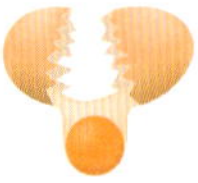	たんぱく質6gの仲間
昼	肉80g	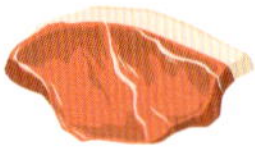	たんぱく質16gの仲間
夕	魚80g	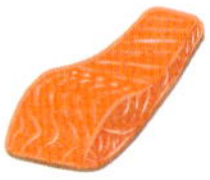	たんぱく質16gの仲間

牛乳・ヨーグルト

朝	牛乳180mL	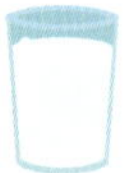	たんぱく質6g

副菜(1日の総量で表示)

果物200g	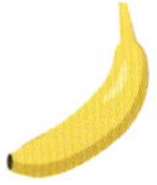	たんぱく質1g
野菜350g	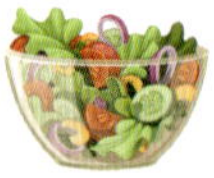	たんぱく質5g
調味料	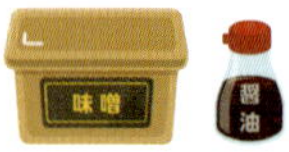	たんぱく質2g

る調味料にもたんぱく質は約2g含まれる。

図18, 19にたんぱく質70g, 80gとなる組み合わせ例を示す。

9-3 食事摂取量が少ない場合の対処法

　高齢者では食事摂取量が低下していることがあるが、リハビリテーションやトレーニングを行う場合には、エネルギーやたんぱく質の十分な摂取が必要になる。通常の食事でまかなうことが難しい場合には、少量で補える食品や市販の補助食品を利用する。市販品には、たんぱく質やアミノ酸を補うものとしてプロテイン粉末、BCAA（分岐鎖アミノ酸）粉末、エネルギーを補うものとしてMCT（中鎖脂肪酸）、エネルギーとたんぱく質を補うものとして濃厚流動食（例125mL, 200kcal, たんぱく質6〜8g）などがある。炭水化物やたんぱく質のエネルギーは1gあたり4kcalであるのに対し、脂質は1gあたり9kcalであるため少量でエネルギーを増やすことができるが、消化にやや負担がかかる。近年、一般的な油脂を構成する長鎖脂肪酸よりも代謝速度が速いMCTが注目され、一般食品ではココナッツオイルがその代表である（脂肪酸の60％がMCT）。表10に主な食品の例を示す。

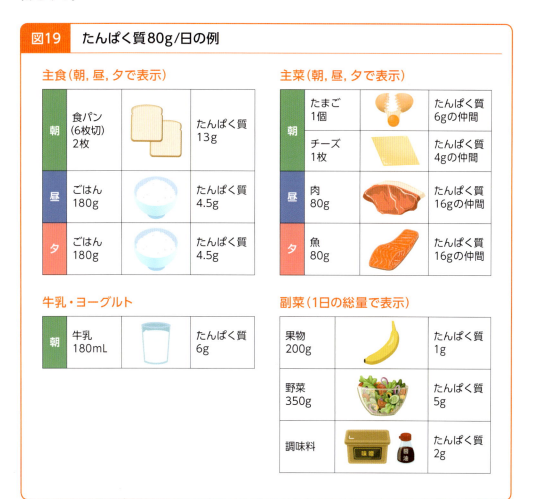

図19　たんぱく質80g/日の例

表10	少量でたんぱく質やエネルギーを補える一般食品の例			

食品	量	たんぱく質	エネルギー
きな粉	大さじ1杯（約6g）	2.3g	27kcal
スキムミルク	大さじ1杯（約6g）	2.1g	21kcal
粉チーズ	大さじ1杯（約6g）	1.4g	20kcal
バター	1/2片（5g）	0g	37kcal
ピーナッツバター	小さじ1杯（約4g）	1.0g	26kcal
マヨネーズ	大さじ1杯（約12g）	0.3g	82kcal
ごま油	大さじ1杯（約12g）	0g	111kcal
オリーブオイル	大さじ1杯（約12g）	0g	111kcal
ココナッツオイル	大さじ1杯（約12g）	0g	111kcal

参考：文部科学省. 日本食品標準成分表2015年版

9-4 運動強度に基づく消費量と必要量の算出

　通常，エネルギー消費量は基礎代謝量と活動量から算出するが，特に運動負荷を行う場合は消費エネルギーが増加する。エネルギー摂取量が不足すると体脂肪や骨格筋が分解され，また，摂取したたんぱく質やアミノ酸は骨格筋合成に十分利用されず，エネルギー源として使われてしまう。そのため，炭水化物や脂質などから十分なエネルギーを摂取することも重要である。体重増加を目指す場合は，消費量に蓄積量を加味したエネルギー設計が必要である。

1）消費量の計算

　運動強度に応じて消費エネルギーには差があり，運動強度はMETs（metabolic equivalents, メッツ）で示される（**表11**）。メッツは，運動時の酸素消費量が安静時の何倍にあたるかを示したもので，1メッツは3.5mL/体重kg/分の酸素消費エネルギーに相当する。運動による消費エネルギーは，運動強度と実施した時間，体重を用いた次の式により求めることができる。

消費エネルギー（kcal）＝運動強度（メッツ）×運動実施時間（h）×体重（kg）

　通常，リハビリテーションは1単位＝20分であり，体重60kgの人が3.0メッツのリハビリテーションを2単位（40分）行うと，約120kcal消費することになる。これは，牛乳コップ1杯（180mL）に相当する。

2）蓄積量の計算

　体重1kg増加には約7,000kcalが必要と考えられており，1ヵ月で1kgの増加を目標とするならば，身体活動によるエネルギー消費量に加え，1日あたり約250kcalの付加が必

要になる。したがって，基礎代謝量に加え，運動による消費量，体重増加の目標量を加味したエネルギー設計が必要である。なお，サルコペニア肥満など減量を目標とする場合は，1日あたり250kcalの減量を行えば1kg/月の体重減という計算になるが，骨格筋を維持するには運動療法の併用が不可欠である。

　高齢者では基礎代謝量に個人差が大きく，こまめな体重評価，浮腫の観察などによる微調整が必要である。

3) たんぱく質利用効率からみた栄養バランス

　体たんぱく質は異化と同化を繰り返しているが，過剰なアミノ酸は窒素として尿中へ排泄される。たんぱく質がもっとも効率よく代謝されるには，窒素1gに対し150kcalがよいとされ，この比率を熱量/窒素比（non-protein calorie/N ratio：NPC/N）といい，次の式で求められる。

NPC/N比＝非たんぱく質エネルギー（kcal）÷窒素量（g）
非たんぱく質エネルギー（kcal）＝炭水化物（g）×4＋脂質（g）×9
窒素量（g）＝たんぱく質（g）×0.16

通常はNPC/N比＝150〜200とし，外傷や熱傷，術直後などは100〜150とする（腎疾患などたんぱく質制限が必要な場合を除く）。非たんぱく質エネルギーは炭水化物と脂質から摂取したエネルギーのことであり，順に1gあたり4kcal，9kcalである。窒素量は，たんぱく質に平均16%の窒素が含まれていることから，たんぱく質（g）に0.16を乗じることで求められる。

表11　日常生活の身体活動，リハビリテーション，トレーニングにおけるメッツの例

メッツ	身体活動，リハビリテーション
1.0	静かに座る，睡眠
1.3	読書する（座位），書く，デスクワーク
1.5	食事，入浴（座位），会話
1.8	トイレで排泄
2.0	洗濯，整容，シャワー（立位），平地をとてもゆっくり歩行（3.2km/時未満）
2.3	軽度の掃き掃除，ゆったりストレッチ，食料品の買い物
2.5	着替え（立位・座位），食事の準備，食事の後片付け
3.0	犬の散歩，平地を歩行（4.0km/時）
3.5	階段を降りる，平地をほどほどの速さで歩行（4.5〜5.1km/時）
4.0	階段をゆっくり昇る，自転車に乗る（16.1km/時未満）
5.0	スクワット（ゆっくりまたは瞬発的な努力で）

参考：国立健康・栄養研究所. 改訂版「身体活動のメッツ（METs）表」

10 サルコペニアに対する運動療法

POINT

- 加齢による筋萎縮・筋力低下の特徴を適切に把握したうえで運動療法を行う。
- レジスタンス運動の実施に際しては，仕事量，継続，たんぱく質摂取の併用を考慮する。
- 対象者個々人の状態に応じた運動プログラムを提供する。

10-1 レジスタンス運動の有用性

　運動にはいくつかの種類があるが，なかでもサルコペニアの予防・治療のためにはレジスタンス運動が用いられることが多い。「サルコペニア診療ガイドライン2017年版」では，サルコペニアの治療としてレジスタンス運動を含む運動の効果が示されており，四肢骨格筋量，膝伸展筋力，歩行速度が改善されるとまとめられている。なお，高齢者に対するレジスタンス運動の有用性は広く報告されており，複数のメタ解析より筋力増強，骨格筋量増加，身体機能向上，ADL改善などの効果が示されている。

10-2 骨格筋の加齢変化の特徴

　骨格筋も他の器官と同様に加齢変化をきたすと考えられており，40〜50歳頃から経年的に筋力低下および骨格筋量減少が認められる。このような骨格筋の加齢変化は，全身で400個以上とされる骨格筋で同じように認められるのではなく，影響を受けやすい筋とそうでない筋が存在する。特に，表層近くにある抗重力筋が影響を受けやすく（図20），これらの筋はtypeⅡ線維（速筋線維）を多く含む比較的大きな筋である。

　骨格筋の加齢変化は，筋膜で覆われた見た目のサイズが減少するだけでなく，筋膜内の質の変化も認められる。加齢による影響は筋線維によって受け方が異なり，typeⅡ線維は加齢変化をきたしやすいのに対してtypeⅠ線維（遅筋線維）は維持されやすい（図21）。そのため，高齢者ではtypeⅠ線維優位の骨格筋に変化しやすく，さらに骨格筋内脂肪（IMAT：intra-muscular adipose tissue）と呼ばれる筋膜内への脂肪浸潤も顕著となることから，見た目のサイズ以上に筋力が低下しやすいことが知られている。

10-3 加齢変化と廃用性萎縮の違い

　高齢者の筋萎縮には大きく分類して，加齢によるもの（≒サルコペニア）と廃用によるものの2つがある。加齢による筋萎縮の場合には筋線維数も筋線維の断面積も減少す

るが，廃用性萎縮の場合は筋線維の断面積は減少するが筋線維数はあまり変化しないとされる。両者ともに回復を目指すためにはレジスタンス運動が実施されることが多いが，筋線維数が維持される廃用性萎縮のほうが比較的回復しやすいと考えられている。

10-4 レジスタンス運動実施に際しての留意点

サルコペニアの予防・治療を目指した場合，レジスタンス運動実施の際には次の3つの点に留意する必要がある。つまり，①仕事量を高めたプログラムとすること，②運動を継続すること，それに③たんぱく質摂取の併用を検討することである。

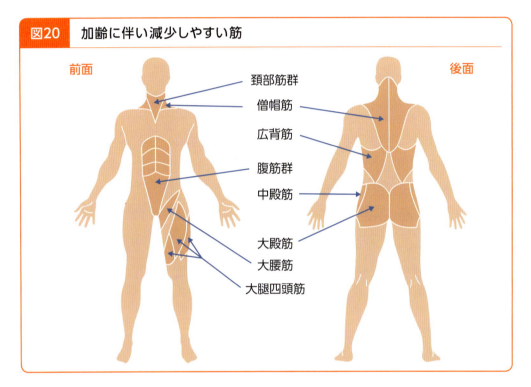

図20　加齢に伴い減少しやすい筋

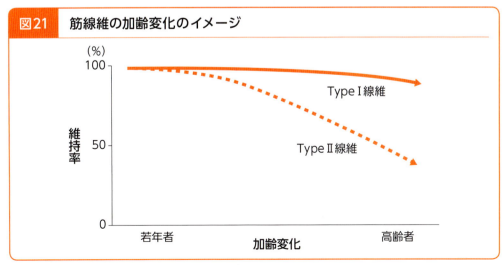

図21　筋線維の加齢変化のイメージ

1) 仕事量と筋力増強効果

　筋力増強を目的としたレジスタンス運動を実施する際には，最大挙上重量（1RM：1 repetition maximum）の70〜80％程度の高負荷で実施することが重要と考えられてきた。しかし近年，対象が高齢者である場合には，1RMの40〜50％の低負荷の運動であっても筋力増強効果が示されるようになり，改めて負荷量の意義が見直されるようになってきた。そのようななかで，負荷量に反復回数を乗ずることによって得られる「仕事量」を重視する考えがある。つまり，低い負荷量であっても反復回数を高めることによって，負荷量を高めた運動にも劣らない効果が期待できる可能性を示している。このような情報は，地域で運動を行う高齢者にとってきわめて有益なエビデンスである。

2) 運動継続の重要性

　レジスタンス運動の筋力増強効果と骨格筋量増加効果は明らかであるが，その効果を維持することは難しい。レジスタンス運動の実施期間と休止期間を設けた研究によると，3ヵ月間のレジスタンス運動によって獲得した筋力・骨格筋量増加効果は，運動の休止によって減弱し，休止後3ヵ月で効果は半減，6ヵ月後にはほぼ消失することが示されている（図22）。これらのことより，特に対象が高齢者の場合には，一時的な運動指導に留まるのではなく運動を継続させることが重要と考えられている。

3) たんぱく質摂取との併用

　サルコペニアの治療を行う場合（対象がサルコペニア者）には，レジスタンス運動単独ではなく，たんぱく質摂取を併用することが重要である。高齢者では筋たんぱく質の同化抵抗性が認められることから，若年者よりもたんぱく質を摂取することの意義が大きいと考えられている。実際，レジスタンス運動単独よりもたんぱく質摂取を併用したほうが筋力増強および骨格筋量増加効果が良好であることがメタ解析でも示されている。ただし，

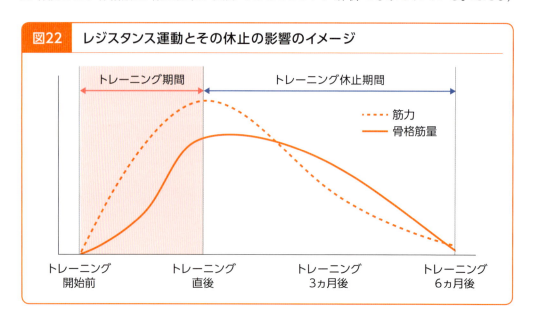

図22　レジスタンス運動とその休止の影響のイメージ

サプリメントとしてたんぱく質摂取を促した研究では，対象がサルコペニアの場合にはこのような効果が得られやすいのに対して，健常者の場合にはたんぱく質摂取の上乗せ効果が認められないことが多い。こうした背景には日常の食習慣があげられており，通常の食事から適切なたんぱく質摂取が行えている場合にはサプリメントとしての上乗せ効果は認められにくいとされる。

10-5 運動の頻度と期間

サルコペニアの予防・治療を目的とした場合，レジスタンス運動の頻度は週に2～3回程度，期間は3～6ヵ月（12～24週）と設定されるものが多い。ただし，わが国の介護予防教室などでは，週に1回の頻度で12週間（計12回）が一般的であり，週に3回の頻度で6ヵ月間というのは，教室開催に際してのハードルが高いようにも思える。そのため，たとえ週に1回の開催でも，トレーニング内容を自宅で一人ででも行えるような内容にすることで，週に3回という頻度を確保でき，しかも継続して長期間実施することにつながる。

10-6 運動の実際

上肢，体幹，下肢の主要な筋群に対する具体的なレジスタンス運動の内容について紹介する。なお，体幹，下肢の運動プログラムは，サルコペニアの予防を目的とする場合と治療を目的とする場合で運動の方法を変えている。予防目的の場合には対象が健常者となることから比較的負荷をかけやすい運動であるのに対し，治療目的の場合には対象がサルコペニア者であることから安全性を重視した内容としている。

実際の指導場面では，これらの情報を参考に個々の対象者の状態に応じて修正していくことも必要である。また，運動実施に際しては，リスク管理や環境設定など安全面への配慮を徹底することも重要である。

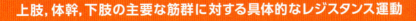

上肢，体幹，下肢の主要な筋群に対する具体的なレジスタンス運動

上肢のレジスタンス運動 ❶
握力の強化

手順
① 立位もしくは座位，両手でタオルを把持する（開始肢位）。
② 3～5秒間かけてタオルを絞る。
③ 元に戻す（開始肢位に戻す）。
④ 再び②→③を繰り返す。
⑤ 10回繰り返す。

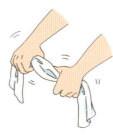

量・回数・負荷・時間
10回×3セット

上肢のレジスタンス運動 ❷
肩の強化

手順
① 立位で前腕内旋位でペットボトルを持つ（開始肢位）。
② 5秒間かけて腕を60度程度まで外側に広げる（肩関節を外転）。
③ 肩関節外転位から5秒間かけて腕をゆっくりと下ろす（開始肢位に戻す）。
④ 腕は真横からやや前方に挙げ，肘が曲がらないようにする。再び②→③を繰り返す。
⑤ 10回繰り返す。

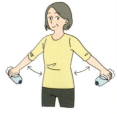

量・回数・負荷・時間
10回×3セット
（ペットボトルの水の量は個々で調整）

上肢, 体幹, 下肢の主要な筋群に対する具体的なレジスタンス運動

上肢のレジスタンス運動 ❸
肩甲帯・背部の強化

手順
① 立位で椅子などに片足を乗せ, 体幹を前傾位, 足を乗せていないほうの手でペットボトルを持つ(開始肢位)。
② 背筋を伸ばし, 肘を曲げて上方に引き, 開始肢位に戻す。
③ 左右を交代する。
④ ②→③を10回ずつ繰り返す。

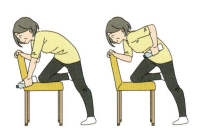

量・回数・負荷・時間
10回×3セット
(ペットボトルの水の量は個々で調整)

上肢のレジスタンス運動 ❹
上腕三頭筋の強化

手順
① 立位, 体に対して90度の位置で肘関節伸展で壁に手をつく(開始肢位)。
② 両肘関節を屈曲させて3〜5秒間かけて顔を壁に近づける(肘関節屈曲)。
③ 3〜5秒間かけて両肘関節を伸展(開始肢位に戻す)。
④ 再び②→③を繰り返す。
⑤ 10回繰り返す。

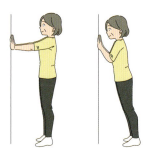

量・回数・負荷・時間
10回×3セット

体幹のレジスタンス運動 (サルコペニア予防目的) ❶
腹筋群の強化

手順
① 椅子座位の状態で両足を持ち上げ, 腹筋を鍛える。
② ゆっくりと10秒数える。
③ はじめは5秒くらいから開始して, 行えそうであれば, 少しずつ時間を延長させる。

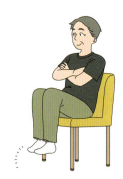

量・回数・負荷・時間
10回×3セット
(個々の状態に応じて時間を調整)

体幹のレジスタンス運動 (サルコペニア予防目的) ❷
体幹筋群の強化Ⅰ

手順
① 四つ這い位を保持した状態から始める。
② 左右反対の腕と脚を伸ばし5秒間キープ。
③ 伸ばす腕と脚を変えながら10回繰り返す。

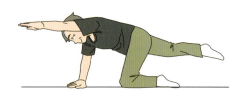

量・回数・負荷・時間
10回×3セット

上肢, 体幹, 下肢の主要な筋群に対する具体的なレジスタンス運動

体幹のレジスタンス運動
（サルコペニア予防目的）❸
体幹筋群の強化 Ⅱ

手順
① うつ伏せ肘立て位の状態から開始する。
② お腹を持ち上げ, 前腕とつま先だけで身体を支える。
③ 10〜30秒程度キープする。

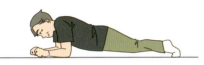

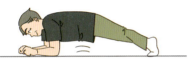

量・回数・負荷・時間
10〜30秒×3セット
（個々の状態に応じて時間を調整）

体幹のレジスタンス運動
（サルコペニア治療目的）❶
腹筋群の強化

手順
① 仰向けで膝を立てる。
② おへそを見るように頭を上げる（息を吐きながら行う）。
③ 3秒数えながら頭を上げ, 3秒かけてゆっくり戻す。
④ 10回繰り返す

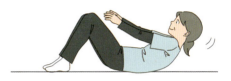

量・回数・負荷・時間
10回×3セット

体幹のレジスタンス運動
（サルコペニア治療目的）❷
体幹筋群の強化 Ⅰ

手順
① 太もも上げと一緒に体をひねる。
② 肘と反対側の膝をくっつけるように行う（体をひねる）。
③ 左右交互に10回繰り返す。

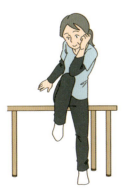

量・回数・負荷・時間
左右ともに10回×3セット

体幹のレジスタンス運動
（サルコペニア治療目的）❸
体幹筋群の強化 Ⅱ

手順
① 仰向けで膝を立てる。
② 息を吸いながらお腹を膨らませる。
③ 息を吐きながらお腹を引っ込める。
④ その状態でしばらくキープ。
⑤ 10回繰り返す。

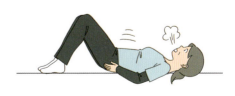

量・回数・負荷・時間
10回×3セット

上肢, 体幹, 下肢の主要な筋群に対する具体的なレジスタンス運動

下肢のレジスタンス運動（サルコペニア予防目的）❶
大腿四頭筋の強化

手順
① 片側下肢を一歩前方へ出した姿勢（開始姿勢）。
② 体幹前傾を行いながらゆっくりと前方にある足部へ荷重していく。
③ 10秒間体幹を前傾した姿勢を保持する。
④ ゆっくりと開始姿勢へ戻る。

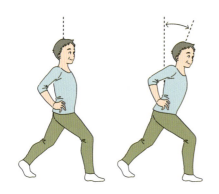

量・回数・負荷・時間
10回×3セット

下肢のレジスタンス運動（サルコペニア予防目的）❷
大腿四頭筋, 殿筋群の強化Ⅰ

手順
① 椅子の前方へ位置する。
② ゆっくりと座るように膝関節を屈曲させ殿部を下方へ移動させる。
③ 股関節および膝関節軽度屈曲位を保持した姿勢をとる。
④ 10秒間その姿勢を保持する。
⑤ ゆっくりと立位へ戻る。

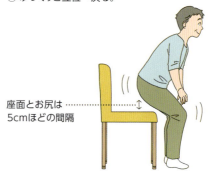

座面とお尻は5cmほどの間隔

量・回数・負荷・時間
10回×3セット

下肢のレジスタンス運動（サルコペニア予防目的）❸
殿筋群, 下腿三頭筋の強化

手順
① 実際の階段や段差の前に立つ（開始位置）。
② 正面から段差の昇降を行う。
③ 10回繰り返す。
④ 左足先の昇降, 右足先の昇降とそれぞれ実施する。

量・回数・負荷・時間
左足からの運動10回,
右足からの運動10回×3セット

下肢のレジスタンス運動（サルコペニア予防目的）❹
大腿四頭筋, 殿筋群の強化Ⅱ

手順
① 実際の階段や段差の前に立つ（開始位置）。
② 側面から段差の昇降を行う。
③ 10回繰り返す。
④ 左足先の昇降, 右足先の昇降とそれぞれ実施する。

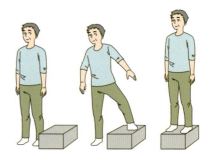

量・回数・負荷・時間
左足からの運動10回,
右足からの運動10回×3セット

上肢，体幹，下肢の主要な筋群に対する具体的なレジスタンス運動

下肢のレジスタンス運動（サルコペニア予防目的）❺
下腿三頭筋の強化（予防・治療ともに）

手順
① 椅子やテーブルなど，支えがあるところに立ち，手で軽く触れておく。足幅は肩幅より狭めにする（開始肢位）。
② 良い姿勢を維持したまま，踵を持ち上げてつま先立ちになる（足関節を底屈）。
③ 1～2秒間かけて元の位置に戻る（開始肢位に戻す）。
④ 10回繰り返す。

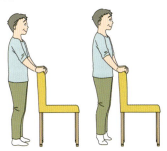

量・回数・負荷・時間　10回×3セット

下肢のレジスタンス運動（サルコペニア治療目的）❶
大腿四頭筋の強化

手順
① 膝関節を軽度伸展位にした姿勢とする（開始位置）。
② 軽度伸展位とした下肢をゆっくりと5秒かけて挙上する。
③ 大腿が座面から離れる程度まで挙上した下肢を5秒かけてゆっくりと下制させる。
④ 10回繰り返す。

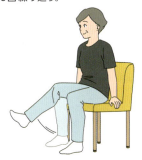

量・回数・負荷・時間　10回×3セット

下肢のレジスタンス運動（サルコペニア治療目的）❷
大腿四頭筋，殿筋群の強化

手順
① 椅子の後ろに立ち，手は背もたれを把持する。足は肩幅程度に開く（開始肢位）。
② おじぎをしながら，3秒かけてスクワットする（膝・股関節を屈曲）。
③ 3秒かけて，開始肢位に戻す。
④ 10回繰り返す。

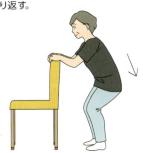

量・回数・負荷・時間　10回×3セット

下肢のレジスタンス運動（サルコペニア治療目的）❸
股関節伸展筋の強化

手順
① 椅子座位，タオルまたはボールを大腿部の裏に置く（開始肢位）。両手は椅子を把持する。
② 大腿部の下に置いたタオル（ボール）を潰すように股関節を伸展させる。このとき，体幹が前傾して体重に頼らないようにする。
③ 10回繰り返す。

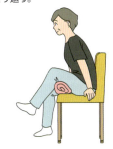

量・回数・負荷・時間　10回×3セット

下肢のレジスタンス運動（サルコペニア治療目的）❹
股関節外転筋の強化

手順
① 椅子座位，股・膝関節を90度屈曲位で保持，タオルで両大腿部を下から囲む（開始肢位）。
② タオルの両端を手で把持した状態で，股関節を外転させる。
③ 10回繰り返す。

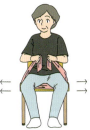

量・回数・負荷・時間　10回×3セット

61

11 キーワード

1 悪液質（カヘキシア）

基礎疾患に関連して複合的代謝異常をきたす症候群で，脂肪組織の減少の有無にかかわらず，筋肉量の減少を特徴とする。臨床症状として，成人では体重減少，小児では成長障害が認められる。飢餓，サルコペニア，うつ，吸収障害や甲状腺機能亢進症とは異なる病態であり，食欲不振，炎症反応の亢進，インスリン抵抗性，たんぱく質異化の亢進などの代謝異常がみられる。診断基準としては，12ヵ月以内に5％以上の体重減少に加え，①筋力低下，②易疲労，③食思不振，④骨格筋量減少，⑤CRP，ヘモグロビン，アルブミンなど生化学検査値異常，の5項目中3項目以上の該当で診断する。

悪液質の病期として，代謝異常が軽度で，明らかな悪液質の症状を呈さない悪液質の前段階の状態を"pre-cachexia"（前悪液質），高度代謝障害により栄養サポートなどの集学的治療を行っても改善が困難な状態を"refractory cachexia"（不応性悪液質)とする。

2 オーラルフレイル

口腔機能の脆弱状態（フレイル）を意味する日本発の概念で，フレイルを引き起こす要因として口腔機能の維持・向上の重要性を啓発することを目的として提案された。65歳以上の地域在住高齢者2,011名を対象とした最近の縦断研究では，①天然歯数が20本未満，②咀嚼機能の低下，③オーラル・ディアドコキネシス（口腔巧緻性：いわゆる滑舌）の低下，④舌圧の低下，⑤主観的に「固いものが食べられない」，⑥主観的な飲み込みにくさ，の6項目のうち3項目以上が存在すればオーラルフレイル，1ないし2項目該当すればプレ・オーラルフレイルと診断する。この診断法によると，対象者の16％にオーラルフレイルを，50％にプレ・オーラルフレイルをそれぞれ認めた。オーラルフレイルは身体的フレイルと関連があり，身体的フレイルおよびサルコペニア，総死亡のリスク因子である。

3 口腔機能低下症

「健康」から「口腔機能障害」までの広い範囲の能力低下の途中段階にオーラルフレイルと口腔機能低下症が存在すると仮定され，オーラルフレイルが口腔機能の脆弱状態（フレイル）であるのに対し，口腔機能低下症は疾患の状態であり，う蝕や歯の喪失など従来の器質的な障害に加えて，いくつかの口腔機能の低下による複合要因によって現れる病態とされる。

高齢者は加齢や全身疾患によっても口腔機能が低下しやすく，低栄養や廃用，薬剤の副作用などによっても修飾されて複雑な病態を呈することが多いため，個々の高齢者の生活環境や全身状態を見据えて口腔機能を適切に管理する必要がある。口腔機能低下症が放

置されると咀嚼機能不全，摂食嚥下障害を経て全身的な健康を損なう可能性がある。

日本老年歯科学会が2016年に提言した口腔機能低下症の診断基準では，①口腔衛生状態不良，②口腔乾燥，③咬合力低下，④舌口唇運動機能低下，⑤低舌圧，⑥咀嚼機能低下，⑦嚥下機能低下，の7つの口腔機能低下のうち3項目以上該当する場合に口腔機能低下症と診断する。平成30年（2018年）度の診療報酬改定では，上記の診断基準に該当する場合に医学管理料の歯科疾患管理料（歯管）を算定することが可能となった。これに加えて，当該患者が65歳以上で，咀嚼機能検査，咬合圧検査，舌圧検査のいずれかが基準値以下の場合に口腔機能管理加算をさらに算定することができる。ただし，咀嚼機能検査，咬合圧検査には施設基準がある。

4 サルコペニアの嚥下障害

現時点では明確な診断基準はないが，サルコペニアが摂食嚥下障害に関連していることを示唆する研究が多数報告されている。本学会を含む国内4学会合同のワーキンググループによる「サルコペニアの嚥下障害」のポジションペーパーが2019年1月に発表された（Fujishima I, et al. Geriatr Gerontol Int 2019 Jan 9. https://onlinelibrary.wiley.com/doi/full/10.1111/ggi.13591）。本ポジションペーパーでは，サルコペニアの摂食嚥下障害は，全身性のサルコペニアと嚥下関連筋に生じたサルコペニアによって引き起こされている摂食嚥下障害であると定義される。非サルコペニアである場合や神経筋疾患による摂食嚥下障害の場合はサルコペニアの摂食嚥下障害としない。しかし，加齢や二次性サルコペニアによって引き起こされた摂食嚥下障害はサルコペニアの摂食嚥下障害に含まれる。サルコペニアの摂食嚥下障害には，嚥下訓練と同時に栄養療法と運動療法の介入が必要である。

5 サルコペニア肥満

加齢に伴う主要な身体組成変化であるサルコペニアに（内臓）肥満が合併した病態であり，性ホルモン減少，インスリン抵抗性，炎症，酸化ストレスなどによる脂肪沈着と筋力低下および筋肉量減少などの機序が背景にある。高齢者の肥満が増加している欧米で特に注目されている疾患概念である。

サルコペニア肥満は，身体機能障害を伴うだけではなく，代謝障害や動脈硬化が進展しているため心血管疾患や死亡のリスクが高いと考えられる。現時点でサルコペニア肥満の診断基準は確立していないため，診断方法や疫学調査の結果にはばらつきが大きい。エネルギー制限およびレジスタンス運動や有酸素運動を含む身体活動が治療の中心と考えられているが，治療による体重減少に関連したサルコペニアや骨粗鬆症に留意する必要がある。

6 ビタミンD

カルシウムやリン代謝の調節，骨格筋の機能維持，カテリシジン合成を介した免疫細胞の活性化，心筋収縮力の増大，細胞増殖の制御などに関与する。ビタミンDは肝臓で25-

ヒドロキシビタミンD（25-OHD）に変換され，さらに腎臓で活性型の1,25-ジヒドロキシビタミンDに変換される。血液中の25-OHDは生体内でのビタミンD濃度を反映していると考えられ，20ng/mL以下をビタミンD欠乏，12ng/mL以下を重度欠乏と判定する。

　横断研究では，ビタミンD欠乏と身体機能の低下，筋力低下，転倒および骨折のリスクが高いことが報告されている。介入研究では，ビタミンD欠乏に対するビタミンDサプリメントの摂取は身体機能や筋力を向上させ，転倒リスクを減少させるが，ビタミンDが欠乏していない対象者や筋力低下がない対象者へのビタミンDのサプリメントの効果は一定していない。

7　フレイル

　「加齢に伴う予備能力低下のため，ストレスに対する回復力が低下した状態」を表すfrailtyの日本語訳である。要介護状態に至る前段階として位置づけられるが，身体的脆弱性のみならず精神的・心理的脆弱性や社会的脆弱性などの多面的な問題を抱えやすく，自立障害や死亡を含む健康障害を招きやすいハイリスク状態を意味する。

　身体的フレイルの中核因子としてサルコペニアと低栄養が指摘されている。フレイルの特徴は可逆性にあり，適切なタイミングで，適切な予防や介入を行うことで，将来のADL障害や転倒，入院，施設入所，死亡などのリスクが軽減する。フレイルの診断は必ずしも統一されていないため，妥当性が検証されたツールでフレイルを診断することが重要である。Cardiovascular Health Study基準（CHS基準）は，身体的フレイルの代表的な診断法と位置づけられ，現法を修正した日本版CHS基準（J-CHS）が提唱されている。

　認知的フレイルは，①身体的フレイルと認知機能障害が共存すること，②アルツハイマー型もしくはその他の認知症でないこと，の双方を満たす状態とされている。社会的フレイルの定義は定まっていないが，独居，外出頻度，友人の訪問，家族との接触などに関する質問で，2つ以上問題がある場合に社会的フレイルとする定義が提唱されている。

　（身体的）フレイルに対する介入としては，レジスタンス運動を含む漸進的で個別的な身体活動プログラムの適用，多剤内服の是正，意図しない体重減少を呈した場合の食品強化/たんぱく質エネルギーの補給，ビタミンD欠乏を呈した場合のビタミンDの補給，などが推奨される。

8　ポリファーマシー（polypharmacy：多剤服用）

　高齢者における薬物有害事象の増加には，多くの疾患上，機能上，そして社会的な要因がかかわるが，薬物動態/薬力学の加齢変化と多剤服用（ポリファーマシー）が二大要因である。ポリファーマシーは，単に服用する薬剤数が多いことではなく，それに関連して薬物有害事象のリスク増加，服薬過誤，服薬アドヒアランス低下などの問題につながる状態である。何剤からポリファーマシーとするかについて厳密な定義はなく，患者の病態，生活，環境により適正処方も変化する。薬物有害事象は薬剤数にほぼ比例して増加し，6種類以上が特に転倒や薬物有害事象の発生増加に関連したというデータもある。

一方，治療に6種類以上の薬剤が必要な場合もあれば，3種類で問題が起こる場合もあり，本質的にはその中身が重要である。したがって，ポリファーマシーの是正に際しても，一律の剤数/種類数のみに着目するのではなく，安全性の確保などからみた処方内容の適正化が求められる。

9　マイオカイン

マイオカインとは，骨格筋から分泌される生理活性物質の総称であり，ギリシア語のmyo-（筋）とkine-（作動物質）から作られた造語である。これまで分泌器官とは考えられていなかった肝臓や心臓，骨，脂肪など，全身のさまざまな器官からホルモン様の生理活性物質が分泌され，全身を巡り，他の臓器とコミュニケーションをとりながら全身性に代謝調節を行うことが明らかになってきており，マイオカインもその一つとして注目されている。現在では，骨格筋の収縮に伴って分泌されるマイオカインは300種類以上あるといわれている。その多くが運動や身体活動と関連して脂肪細胞からも分泌されることから，アディポマイオカインと呼ばれることもある。骨格筋特異的に作用するマイオカインとして注目されている一つにミオスタチンがある。ミオスタチンは筋の成長を阻害するTGF-βファミリーの一つとして発見され，ミオスタチンの阻害がさまざまな筋萎縮モデルの筋量を増加させることが動物実験レベルでは報告されており，サルコペニア治療薬として，筋萎縮の治療薬として研究が進められている。

10　ロコモティブシンドローム

ロコモティブシンドロームとは，「運動器の障害のために移動機能の低下をきたした状態」のことを表し，2007年に日本整形外科学会によって新しく提唱された概念である。略称は「ロコモ」，和名は「運動器症候群」。

運動器とは，身体を動かすためにかかわる組織や器管のことで，骨・筋肉・関節・靭帯・腱・神経などから構成される。運動器の疾患や，加齢に伴う運動器の機能低下によって，立位・歩行機能やバランス機能，巧緻性，運動速度，反応時間，深部感覚などが低下し，屋内外の移動やトイレ・更衣・入浴・洗面などのADLに介助が必要な状態となる。身体が思うように動かないことで外出が億劫となり，運動の機会が減り，さらに運動器の機能低下が進む。転倒しやすくなり，外傷や骨折のリスクも高くなる。早期発見のための「ロコチェック」や予防のための「ロコトレ」が提唱されている。ロコトレには片脚立ちやスクワットなどが含まれる。

11　HMB（beta-hydroxy-beta-methylbutyrate）

β-ヒドロキシ-β-メチル酪酸（HMB）はイソ吉草酸のβ位の炭素にヒドロキシ基が結合した短鎖分岐ヒドロキシ脂肪酸である。分岐鎖アミノ酸であるロイシンの代謝中間体の一つ（ロイシンの約5％）。1996年にHMBが筋たんぱく質の分解を抑え，運動の効果を高め

ることがヒトで初めて報告された。2013年の国際スポーツ栄養学会の声明では，HMBによる効果のエビデンスとして①筋たんぱく質の合成を促進し，分解を抑制することでトレーニングによる筋肥大効果を増大させる（特にトレーニング初心者），②レジスタンストレーニング後の筋損傷の回復を高める，③加齢による骨格筋萎縮に対して予防的に働く，④エネルギー制限と組み合わせることで脂肪量の減少を促進させる，をあげている。

12　ICUAW（ICU-acquired weakness）

ICUAWとは，ICU在室中に生じる急性のびまん性筋力低下を指す。重症患者における筋力低下の原因としては，軸索障害型の神経障害（critical illness polyneuropathy：CIP）や筋原性のもの（critical illness myopathy：CIM）が知られていたが，ICUAWはこれらを統合する概念である。ICUAWの予防目的に，理学療法や筋電気刺激が行われている。2007年の系統的レビューによれば，敗血症，多臓器不全，長期人工呼吸などの基準を満たす重症患者の46％にICUAWを認めている。CIPとCIMの合併したcritical illness neuromyopathy（CINM）がもっとも多いカテゴリーとされる。リスク因子として，高血糖症，全身性炎症反応症候群，敗血症，多臓器不全，腎代替療法，カテコラミン投与などが指摘されている。

13　PICS（post-intensive care syndrome）

PICSは，ICU退室後，退院後に生じる運動，認知，精神機能の障害を指す概念である。PICSの発症には，患者の疾患や重症度，ICUにおける医療・ケア介入，環境，患者の精神的要因が関与するとされている。予防法として，人工呼吸器装着患者に対するABCDEバンドル（A；awakening（覚醒），B；breathing（自発呼吸），C；coordination（AとBの組み合わせ）and choice of drugs（薬剤選択），D；delirium monitoring（せん妄モニタリング），E；early mobilization and exercise（早期離床と運動療法）），ICU日記，早期離床・理学療法，認知療法などがあげられている。

14　PEW（protein energy wasting）

国際腎臓病栄養代謝学会（International Society of Renal Nutrition and Metabolism：ISRNM）によると，PEWは慢性腎臓病（CKD）に伴ったたんぱく質とエネルギー源の貯蔵が減少した栄養障害と提唱されている。PEWの診断基準には，①生化学検査（アルブミン，コレステロールなど），②体格の変化または体重の減少（BMI，体重減少など），③筋肉量の減少，④栄養摂取量の減少（低たんぱく質食，低エネルギー食など）が含まれており，3項目以上が該当した場合にPEWと診断される。PEWにはさまざまな要因が影響しており，低栄養だけでなく，尿毒素，炎症，たんぱく質異化亢進，代謝性アシドーシス，身体機能の低下，透析，合併症が関与した病態である。予防や治療としては，栄養療法にたんぱく質同化ステロイド，成長ホルモン，運動療法を併用した統合的な治療が有用である。

12 Q&A

Q1. サルコペニアの診断に年齢制限（下限）はありますか。

EWGSOPは65歳以上を対象とし，AWGSではその国の高齢者の定義により，60歳もしくは65歳以上をスクリーニング対象として推奨しています。したがって，サルコペニアはわが国においては65歳以上を対象とした疾患ですが，この年齢制限は加齢以外に原因のない一次性のみに適用されます。疾患や栄養，活動などによる二次性サルコペニアには年齢制限がありません。ただ，最近65歳未満でも一次性サルコペニアが認められるため，年齢の下限は下げるべきかもしれません。

Q2. サルコペニアに性差はありますか。

Roubenoff Rらのレビュー論文ではサルコペニアの有病率は男性のほうが高いとされています。女性に比べ，男性のほうがピーク時の骨格筋量は明らかに多いのですが，高齢期における骨格筋量の減り方は，男性のほうが女性に比べ早いといわれています。ただ，握力や歩行速度の低下には性差が認められないようです。一方で，女性のほうが長寿であり，またサルコペニアによるADL障害をきたしやすく，女性のほうが健康上の問題となることが多いとされています。

Q3. DXAやBIAがないと診断できませんか。
簡易的なスクリーニング方法はありますか。

「サルコペニア診療ガイドライン2017年版」ではサルコペニアの診断基準を7つ紹介しています（EWGSOP, AWGS, IWGS, FNIH, FNIH slowness, SSCWD, JSH）。そのうちJSHを除く6つの基準でDXAもしくはBIAを必須としています。JSHはCTによる筋肉量評価を行います。JSHのCTによるサルコペニア診断は主に肝臓疾患や悪性腫瘍を有する患者を対象としています。したがって，基本的には診断にはDXAやBIAが必要になります。簡易的スクリーニング方法としては，SARC-F，下腿周囲長，指輪っかテストがあります。

Q4. 歩行速度を簡便に知る方法はありますか。

日本の横断歩道の歩行者用信号は交通量にもよりますが，1m1秒以上で渡れるよう設定されています。歩行者用信号が青にかわってから赤になるまでに渡りきれないと，歩

行速度低下をきたしている可能性があります。ただ,この秒数の設定は交通量に左右され,正確ではありません。最近ではスマートフォンでGPSの位置情報から,歩行距離と時間を解析し,歩行速度を計算してくれるアプリもあります。

> ### Q5. 変形性膝関節症や下肢切断で歩行ができない人は 身体機能低下の基準を満たすと考えてよいですか。

EWGSOPの定義ではサルコペニアを加齢性の一次性サルコペニアと,活動,疾患,栄養に関連する二次性サルコペニアに分類しています。変形性膝関節症や下肢切断は,この分類に当てはまらず,サルコペニアには該当しません。EWGSOPの監訳を行った「サルコペニア:定義と診断に関する欧州関連学会のコンセンサスの監訳とQ&A」にも記載があり,「脳血管障害や神経変性疾患,外傷など,他の原因により麻痺や歩行障害のある方では,同じ基準で評価することはできない。また,サルコペニアは本来,他に神経疾患や運動器疾患がない方を対象とした疾患概念なので,適応することは妥当でもない」とされています。ただ,変形性膝関節症による痛みにより活動性が低下し,握力の低下が認められる場合にはサルコペニアと診断できるケースもあるかもしれません。

> ### Q6. さまざまな診断基準がありますが, どの診断基準を用いるべきでしょうか。

EWGSOP,AWGSのどちらかの診断基準を用いれば問題はないと考えられます。「サルコペニア診療ガイドライン2017年版」作成時に参照した論文はEWGSOP基準を用いた報告がもっとも多く,次いで多かったのがAWGS基準を用いた報告でした。わが国では,「サルコペニア診療ガイドライン2017年版」にAWGS基準を用いて診断すると記載されています。

> ### Q7. サルコペニアとフレイル, ダイナペニアの関連を教えてください。

サルコペニアとフレイルはそれぞれの診断基準によって診断されますが,オーバーラップする場合が多い病態です。サルコペニアは四肢骨格筋量,歩行速度,握力で診断されます。Fried Lによる5つのフレイル診断基準においても歩行速度と握力を測定します。一方で,フレイルは包括的な概念を含むこともあり,Rockwoodのフレイル診断基準では30〜70項目を評価し,フレイルか非フレイルかではなく,連続変数としてのfrailty indexを提唱しています。さらに,認知的フレイル,社会的フレイル,オーラルフレイルのような身体機能以外に着目したフレイルの定義もあります。

サルコペニアの診断は骨格筋量減少を必須としています。ダイナペニアは筋力低下をきたしているが,必ずしも骨格筋量減少を伴わない概念であり,骨格筋量の測定は必須ではありません。

Q8. サルコペニアは速筋，遅筋などの筋肉や，上肢，下肢などの部位により影響は違いますか。

サルコペニアの主な原因の一つは加齢性変化です。加齢性変化により筋肉は速筋であるtype IIaやtype IIbが減少し，遅筋であるtype Iに置き換わります。高齢者は若年者と比べ，速筋のtype IIa, type IIbの量が減りますが，遅筋のtype Iの量は大きく変化しません。しかしながら，同じ筋肉量でも若年者と比べ高齢者では筋力は低い値を示します。また，疾患によっても差はあり，がんによる悪液質では加齢性変化と同様の変化であるのに対し，脊髄損傷のような廃用をきたす疾患ではtype Iが減少し，type IIが増えることが知られています。上肢と下肢では下肢のほうが加齢性の骨格筋量減少をきたしやすいとされています。

Q9. サルコペニアのうち，サルコペニア肥満の割合はどれくらいですか。

Goisser Sらのレビュー論文ではサルコペニア肥満の有病率は男性4～84％，女性4～94％と大きな幅があることが示されています。これはサルコペニア肥満の定義が一定しないことに由来しています。サルコペニア診療ガイドライン2017年版にも記載されているとおり，「肥満に関してはBMI≧25kg/m², BMI≧30kg/m², 体脂肪率が対象集団のなかで60パーセンタイル以上，対象集団のなかで上位2/5，ウエスト周囲長は男性85cm以上，女性90cm以上，計算式を用いる方法」が使用されており，報告により肥満の定義が一定していません。一方，日本の65歳以上の地域在住者1,731名を対象とした報告ではサルコペニア（非肥満）の有病率は男性875名中87名，女性は856名中149名で，サルコペニア肥満の有病率は男性32名（3.7％），女性32名（3.7％）でした。また，Lim HSらが行った韓国の研究では対象3,492名において男性は1,850名中316名（17.1％），女性は1,642名中496名（30.2％）がサルコペニア肥満であったと報告していますが，彼らは四肢骨格筋量を体重で補正した数値を用いていますので，肥満のある人のほうが骨格筋量減少となりやすい点に注意が必要です。

Q10. 慢性腎臓病（CKD）患者がサルコペニアになった場合のたんぱく質摂取に基準はありますか。

GFRにより推奨量が異なります。European Union Geriatric Medicine Society (EUGMS), International Association of Gerontology and Geriatrics-European Region (IAGGER), International Association of Nutrition and Aging (IANA), Australian and New Zealand Society for Geriatric Medicine (ANZSGM)の共同発表による推奨基準は，軽度（GFR≧60）ではたんぱく質制限はなく，中等度（30≦GFR＜60）では0.8g/kg理想体重/日以上の摂取，重度（GFR＜30）では0.8g/kg理想体重/日未満

に抑えることが推奨されていますが，最近では中等度腎機能低下におけるたんぱく質制限の必要性について疑問視する意見も多くなっています。なお，血液透析，腹膜透析を行っている人のたんぱく質摂取は1.2g/kg理想体重/日以上，可能であれば1.5g/kg理想体重/日以上の摂取が推奨されています。

Q11. 糖尿病とサルコペニアを合併した場合は摂取エネルギー量を抑えて体重を減らしたほうがよいのでしょうか。

　サルコペニアを有し手段的ADLやADLが低下すると，糖尿病の管理は手段的ADL，ADL低下をきたしていない人に比べ，HbA1cの目標値が高くなります。手段的ADL，ADLが自立していると，薬剤の使用状況によりHbA1cは7.0％もしくは8.0％未満が目標値になりますが，ADL低下があると，重症低血糖が危惧される薬剤（インスリン，スルホニル尿素薬，グリニド薬）の使用がある場合7.5〜8.5％が目標で，それらの薬剤使用がない場合は8.0％未満になります。このため，エネルギー制限はサルコペニアやADL低下をきたしていない人に比べて緩やかになります。

　減量に関して，意図しない体重減少はサルコペニアを悪化させますが，運動，適切な栄養管理の基での減量はサルコペニア，身体機能および身体能力を向上させます。たんぱく質摂取は糖尿病に腎症が合併していない場合は総エネルギー量の15〜20％をたんぱく質で摂取します。腎症を合併している場合は0.8g/kg理想体重/日の摂取が推奨されています。サルコペニアを合併した中等度腎症におけるたんぱく質制限については結論が出ていないように思われます。

Q12. 慢性疾患はどれくらいサルコペニアに寄与していますか。慢性疾患のうち，サルコペニアを合併する頻度の多い疾患はなんですか。

　「サルコペニア診療ガイドライン2017年版」では慢性疾患について，慢性腎臓病，心不全，慢性閉塞性肺疾患，肝不全（肝硬変），糖尿病をあげています。さらに，慢性炎症性疾患，入院そのもの，ヒト免疫不全症ウイルス（HIV）/後天性免疫不全症候群（AIDS）などがサルコペニアに寄与します。一方で，サルコペニアの寄与に関して，2017年のレビュー論文では慢性疾患がどれくらいサルコペニアに寄与するかを示すにはまだ十分なエビデンスが確立していないとしています。慢性腎臓病に関する論文を例にあげると，EWGSOPの診断基準を用いたサルコペニアの有病率は11.9％で，慢性腎臓病のステージが進行すると，さらに有病率が上昇すると報告しています。しかしながら，対象者は100名であり，結論を出すにはさらなるエビデンスの集積が必要であると考えられます。

Q13. サルコペニアの診断をした際に，考えるべき合併症は何がありますか。

　サルコペニアを診断した際には合併症以外の影響で，まずは一次性サルコペニアであ

る加齢による影響を考えなくてはなりません。さらに人種間で差があり，黒人，ヒスパニック系は筋肉量が多いとされ，アジア人は筋力が低いことが知られています。

　二次性サルコペニアの場合，食事摂取量の低下，たんぱく質摂取量の低下，身体活動量の低下を考えることも重要です。さらに慢性腎臓病，肝疾患，慢性閉塞性肺疾患，冠動脈疾患，心不全などの心血管疾患，がん，悪液質，2型糖尿病，HIV，慢性炎症性疾患が合併することが知られています。大腿骨近位部骨折，骨粗鬆症，脳血管障害，褥瘡のある人はサルコペニアの有病率が上昇します。単一の疾患だけでなく，合併症の数が増えれば増えるほど握力や身体機能は低下すると報告されています。

Q14. サルコペニアと診断されると，転倒リスクはどれくらい増えますか。

　報告によりおおよそ1.5〜4.0倍とされています。たとえば，米国の閉経後女性9,924名を7年間追跡した研究では，年齢と人種によりサルコペニアの転倒リスクは1.21〜2.40倍と報告されています。日本の地域在住者1,110名の縦断調査では男性4.42倍，女性2.34倍と転倒リスクが上昇すると報告されています。システマティックレビューでも転倒リスクは同程度の2〜3倍と報告されています。一方で，サルコペニアの定義によっても転倒のリスクが変わるとされています。英国の地域在住者の縦断研究の報告において，IWGSの定義でのサルコペニアは転倒がオッズ比2.51倍に，骨折はオッズ比2.5倍に増加したのに対し，EWGSOPの定義では転倒と骨折，両方においてサルコペニアとの関連はなかったと報告しています。

サルコペニア診療実践ガイド

2019年3月30日　第1版第1刷発行

編　　　集　サルコペニア診療実践ガイド作成委員会

発　　　行　一般社団法人日本サルコペニア・フレイル学会
　　　　　　［連絡先］
　　　　　　一般社団法人日本サルコペニア・フレイル学会
　　　　　　〒100-0003 東京都千代田区一ツ橋1-1-1
　　　　　　パレスサイドビル
　　　　　　株式会社毎日学術フォーラム内
　　　　　　TEL 03-6267-4550　FAX 03-6267-4555
　　　　　　E-mail：maf-jasf@mynavi.jp

制作・販売　ライフサイエンス出版株式会社
　　　　　　〒105-0014 東京都港区芝3-5-2
　　　　　　TEL 03-6275-1522　FAX 03-6275-1527
　　　　　　http://www.lifescience.co.jp/

印　　　刷　三報社印刷株式会社

© 一般社団法人日本サルコペニア・フレイル学会 2019
ISBN 978-4-89775-387-4　C3047

JCOPY 〈（社）出版者著作権管理機構 委託出版物〉
本書の無断複製は著作権法上での例外を除き禁じられています。複製される
場合は，そのつど事前に，（社）出版者著作権管理機構（電話03-5244-5088，
FAX 03-5244-5089，e-mail：info@jcopy.or.jp）の許諾を得てください。